U0710788

序

科技自主创新不仅是我国经济社会发展的核心支撑，也是实现中国梦的动力源泉。要在科技自主创新中赢得先机，科学选择科技发展的重点领域和方向、夯实科学发展的学科基础至关重要。

中国科协立足科学共同体自身优势，动员组织所属全国学会持续开展学科发展研究，自2006年至2012年，共有104个全国学会开展了188次学科发展研究，编辑出版系列学科发展报告155卷，力图集成全国科技界的智慧，通过把握我国相关学科在研究规模、发展态势、学术影响、代表性成果、国际合作等方面的最新进展和发展趋势，为有关决策部门正确安排科技创新战略布局、制定科技创新路线图提供参考。同时因涉及学科众多、内容丰富、信息权威，系列学科发展报告不仅得到我国科技界的关注，得到有关政府部门的重视，也逐步被世界科学界和主要研究机构所关注，显现出持久的学术影响力。

2012年，中国科协组织30个全国学会，分别就本学科或研究领域的发展状况进行系统研究，编写了30卷系列学科发展报告（2012—2013）以及1卷学科发展报告综合卷。从本次出版的学科发展报告可以看出，当前的学科发展更加重视基础理论研究进展和高新技术、创新技术在产业中的应用，更加关注科研体制创新、管理方式创新以及学科人才队伍建设、基础条件建设。学科发展对于提升自主创新能力、营造科技创新环境、激发科技创新活力正在发挥出越来越重要的作用。

此次学科发展研究顺利完成，得益于有关全国学会的高度重视和精心组织，得益于首席科学家的潜心谋划、亲力亲为，得益于各学科研究团队的认真研究、群策群力。在此次学科发展报告付梓之际，我谨向所有参与工作的专家学者表示衷心感谢，对他们严谨的科学态度和甘于奉献的敬业精神致以崇高的敬意！

　　是为序。

2014 年 2 月 5 日

2012—2013

全科医学
学科发展报告

REPORT ON ADVANCES IN
GENERAL PRACTICE

中国科学技术协会　主编
中华医学会　编著

中国科学技术出版社
·北　京·

图书在版编目（CIP）数据

2012—2013 全科医学学科发展报告 / 中国科学技术协会主编；
中华医学会编著 . —北京：中国科学技术出版社，2014.2
（中国科协学科发展研究系列报告）
ISBN 978 - 7 - 5046 - 6552 - 2

I. ① 2… Ⅱ. ① 中… ② 中… Ⅲ. ① 医学 - 学科发展 - 研究报
告 - 中国 - 2012—2013　Ⅳ. ① R-12

中国版本图书馆 CIP 数据核字（2014）第 006365 号

策划编辑	吕建华　赵　晖
责任编辑	王　蔺　赵　晖
责任校对	赵丽英
责任印制	王　沛
装帧设计	中文天地

出　　版	中国科学技术出版社
发　　行	科学普及出版社发行部
地　　址	北京市海淀区中关村南大街 16 号
邮　　编	100081
发行电话	010-62103354
传　　真	010-62179148
网　　址	http://www.cspbooks.com.cn

开　　本	787mm × 1092mm　1/16
字　　数	278 千字
印　　张	11.75
版　　次	2014 年 4 月第 1 版
印　　次	2014 年 4 月第 1 次印刷
印　　刷	北京市凯鑫彩色印刷有限公司
书　　号	ISBN 978 - 7 - 5046 - 6552 - 2 / R・1710
定　　价	44.00 元

（凡购买本社图书，如有缺页、倒页、脱页者，本社发行部负责调换）

2012—2013

全科医学学科发展报告

REPORT ON ADVANCES IN GENERAL PRACTICE

首席科学家　祝墡珠

专家组成员　（按姓氏笔画排序）

于晓松　江孙芳　孙晓明　杜兆辉　杨　民

杨秉辉　李　鲁　李国栋　李俊伟　张焕祯

周亚夫　郑家强　秦怀金　耿俊强　梁　鸿

曾益新

学 术 秘 书　江孙芳

前 言

全科医学是一个面向社区与家庭，整合临床医学、预防医学、康复医学以及人文社会学科相关内容于一体的综合性医学专业学科。全科医学在我国发展已有二十多年，但全科医生队伍建设状况、与国外全科医学发展的差距以及今后的发展战略等，尚未有深入的研究和分析总结。为此，受中国科协委托，中华医学会全科医学分会组织编写了《2012—2013 全科医学学科发展报告》。

为做好全科医学学科发展研究和《2012—2013 全科医学学科发展报告》的编写工作，中华医学会全科医学分会成立了以全科分会现任主任委员祝墡珠教授为首席科学家、众多全科领域的知名专家组成的项目组，对我国全科医学近年的发展进行深入研究和探讨。

本报告分为综合报告和专题报告两个部分，其中专题报告包括全科医学教育与培训发展研究、全科医学发展政策研究、城市社区卫生服务发展研究、农村基层医疗发展研究、全科医学下的家庭医生服务、慢性病管理、全科医学信息化发展研究报告。本报告内容涵盖了近年来我国全科医学在学科领域的发展现状、动态和趋势，总结了我国全科医学在科学研究、教育教学、卫生政策、卫生服务、人才培养等方面的进展，科学地评价了全科医学各领域的新进展、新成果、新政策和新技术等，确立了今后我国全科医学的学科发展战略目标，体现了学科发展研究的科学性和前瞻性。

在本报告的编写过程中，项目组召开了多次学科发展研讨会。全国全科医学领域的众多知名专家参与了研讨，并对学科发展报告的撰写提出了宝贵的意见和建议。在此，对关心和支持本研究项目的领导以及为本学科发展报告编写做出贡献的所有专家学者、工作人员表示衷心的感谢。

因受时间、编写人员所掌握学识的限制，本报告难免有不足之处，敬请有关专家不吝赐教，以便在今后的学科发展报告中予以完善。

中华医学会

2013 年 10 月

目　录

综合报告

专题报告

ABSTRACTS IN ENGLISH

Comprehensive Report

Reports on Special Topics

综合报告

全科医学学科发展研究

全科医学是一个面向社区与家庭，整合临床医学、预防医学、康复医学以及人文社会学科相关内容于一体的综合性医学专业学科，是一个临床二级学科；其范围涵盖了各种年龄、性别，各个器官系统以及各类疾病，其主旨是强调以人为中心，以家庭为单位，以社区为范围，以整体健康的维护与促进为方向的长期、综合性、负责式照顾，并将个体与群体健康融为一体。全科医学作为现代医学发展的新趋势，适应构建和谐社会的发展需要应运而生。随着我国医改的深入，全科医疗服务及其全科医生制度已被国家认识到对改善城乡居民健康水平和降低医疗费用具有重要作用，是健全基层医疗卫生服务体系、提高基层医疗卫生服务水平的基础工程，是缓解看病难、看病贵问题的基础环节，是实现人人享有基本医疗卫生服务的基本途径。

一、全科医学的历史与现状

自20世纪80年代现代医学概念中的全科医学引入中国，经历学科理念的接受与更新，少数地区的坚持与尝试，医改大势下重视与发展等若干阶段，现已成为基本医疗制度改革和基层医疗卫生队伍建设的关键任务和基础工程。

（一）我国全科医学历史回顾

我国传统中医的游方"郎中"走村串巷，内外妇儿有病就看的整体诊治，可谓中国全科医学的"先行者"。新中国成立以后，国家百废待兴，医疗资源极度匮乏并基本集中在城市，为应对农村缺医少药的困局，1968年"赤脚医生"在媒体和政策的推动下应运而生，迅速遍及全中国90%的乡村，被世界卫生组织和世界银行誉为"以最少的投入获得了最大的健康收益"的"中国模式"。当然，由于大量未经正规培训的"赤脚医生"直接进入医疗第一线，不可避免地存在误诊误治的问题，随着人民公社、生产大队等农村集体经济体制解体在农村改革大潮中，"赤脚医生"也在20世纪80年代逐步退出了历史舞台，成为新中国历史上"全民医疗"的第一次伟大尝试。

改革开放后，西方发达国家的全科医学理念和全民医疗制度被介绍到中国，世界家庭医师组织（WONCA）前任主席 Rajakumar 和 Peter Lee 几次访华，建议中国开展全科医疗。1989 年首都医科大学率先成立了全科医师培训中心。1993 年中华医学会全科医学分会成立，时任卫生部部长、中华医学会会长陈敏章担任分会名誉主委。陈部长在成立会上指出"在中国推行全科医学，可望将中国现存的以医院为基础的浪费的卫生服务系统转变为一种讲究成本—效益和更有效率的系统。通过推广全科医学和建立高水平的全科医学服务，可以改善我国人民的生活质量。"此后，首都医科大学、原浙江医科大学等医科院校先后开始培养本科、大专等各层次全科医生。

1997 年《中共中央　国务院关于卫生改革与发展的决定》作出"加快发展全科医学，培养全科医生"的决策。与之相配套的《关于发展城市社区卫生服务的若干意见》《国务院关于建设城镇职工基本医疗保险制度的决定》关于全科医生的政策相继出台。1998 年卫生部颁布医疗职称序列，"全科医师"被纳入序列，它在我国医疗体系中的地位得以确立。1999 年卫生部召开全国首届全科医学教育工作会，总结并出台了《全科医师规范化培训大纲》和《全科医师岗位培训大纲》。2000 年卫生部印发《发展全科医学教育的意见》，确定了全科医学专业为临床专业学科之一，全科医学教育以毕业后教育为核心。2001 年全科医学纳入临床专业职业资格考试和评审系列。

2011 年颁布的《国务院关于建立全科医生制度的指导意见》，提出全科医生制度建设目标是：到 2012 年使每个城市社区卫生服务机构和农村乡镇卫生院都有合格的全科医生；再经过几年努力，基本形成统一规范的全科医生培养模式，即先接受 5 年的临床医学（含中医学）专业本科教育，再接受 3 年的全科医生规范化培养的"5+3"模式。基本建立首诊在基层的服务模式，基本实现城乡每万名居民有 2～3 名合格的全科医生，更好地为群众提供连续协调、方便可及的基本医疗卫生服务。我国的全科医学迎来了发展的春天，全科医学的发展为深化"医改"，开拓了一条破解"看病难""看病贵"的道路。

（二）我国全科医学服务模式

全科医学是现代卫生服务系统中基层和基本的组成部分，它整合临床医学、预防医学、康复医学以及人文社会学科相关内容于一体的综合构成一个临床二级学科，向个体、家庭和社区提供初步的、连续的和综合的医疗服务。全科医学提供的基本医疗服务，涵盖了各年龄、性别、各个器官系统及其 80% 以上的常见病与多发病。全科医学强调以人为中心、以家庭为单位、以社区为范围、以整体健康的维护与促进为方向的长期性、综合性、责任制的医疗保健。因此，全科医生在诊疗工作中首先要确认和解决患者的现患问题，同时管理患者的连续性的健康照顾问题，并为患者及其家庭提供健康及预防疾病方面的建议，从而改变患者的就医遵医行为。

目前，随着国家医改的深入，卫生服务站布局、全科医生服务签约、居民健康管理等与全科医学相关的改革试验相继出现。

社区（乡村）卫生服务中心（站）是提供基本医疗和公共卫生服务为主的基层卫生机构，属于社会公益性的非营利性医疗机构。其以辖区内的居民为服务对象，以妇女、儿童、老年人、慢性病人、残疾人和贫困居民等为服务重点，提供基本医疗服务和公共卫生服务。其中基本医疗服务主要包括：①一般常见病、多发病诊疗、护理和诊断明确的慢性病治疗；②社区现场应急救护；③家庭出诊、家庭护理、家庭病床等家庭医疗服务；④转诊和康复医疗服务。公共卫生服务主要包括：①信息管理和健康教育；②传染病、地方病、寄生虫病预防控制；③慢性非传染性疾病预防控制；④妇女、儿童、老年保健；⑤精神卫生服务和残疾康复指导；⑥计划生育技术指导和咨询服务；⑦配合处置辖区内的突发公共卫生事件等。

社区（乡村）医生签约服务试点是建立"契约服务关系"的全科医生制度，推行家庭医生式保健服务，以"户户拥有家庭医生、人人享有卫生保健"为目标，将是未来社区卫生服务的主要模式。签约"家庭医生"开始进入居民的生活，将提高居民对家庭医生的信任度和依从性，将提高家庭医生服务效率和慢性病管理效果，将有可能发挥好全科医生作为老百姓健康和医疗保障可持续的"守门人"的作用。

全科团队式社区健康管理是指由全科医师、全科护士、公卫医师等组成的全科团队，依托网格化、信息化、规范化，系统化的随访、评估和分级，利用社区健康促进站的平台，开展生活方式干预、药物治疗以及心理疏导等，将预防保健、健康教育、慢性病管理与防治结合在一起，与大医院的医疗服务形成互补、有效社区服务特色。这种健康管理模式尤其适用于高血压、糖尿病等慢性病患者群管理，将大大提高健康保护效益和医疗服务效率。

当然，我国的全科医学服务和基层医疗改革才刚刚起步，在制度设计上，国家医疗保险制度与基本医疗体系不配套，全科医学作为国家卫生服务系统与居民的第一级接触的基层和基本的定位虽然明确，但医疗保险制度缺乏强制性和转诊服务设置缺乏衔接性；在资源条件上，基层医疗机构与综合性医院无论在硬件设备、学科建设、人才队伍等优势缺乏，特色不足，全科医学在自身实力真正强大起来、市场的信誉地位真正树立起来之前，还无法改变民众的择医习惯和社会认同。

（三）我国全科医学教育和培训

自20世纪80年代末全科医学开始在我国医科院校试点，全科医学教育始终紧随国家医改步伐，积极探索一条适合中国国情的发展道路。初步建立了高等医学院校学历教育、毕业后医学教育和在职继续医学教育三个阶段构成的全科医学教育培养体系，以及适合当前卫生国情，以提高基层医疗队伍职业能力、转变社区卫生服务观念为目的的两项全国性培训，即全科医师岗位培训和师资培训。

1. 探索全科医学学历教育体制

据 2010 年卫生部全科医师培训中心调查显示，全国 128 所设有临床医学专业本科的高校，有近一半（63 所）院校开授全科医学课程。2011 年 8 月全国医学专业学位研究生教育指导委员会召开"临床医学（全科医学领域）专业学位设置方案研讨会"，为在 2012 年开展临床医学（全科医学领域）专业学位研究生培养工作，教育指导委员会提请国务院学位办增设临床医学（全科医学领域）专业学位，建议有条件的高校开展全科医学研究生培养；教育指导委员会将配合国务院学位办制订《临床医学（全科医学领域）硕士专业学位办学要求》和《临床医学（全科医学领域）硕士专业学位研究生指导性培养方案》，规范全科医学硕士的招生和培养。之后，根据国务院学位办的规定，凡具有临床医学一级博士学位授权，可以自主设置二级学科，复旦大学、浙江大学、重庆医科大学等院校相继自主设置了全科医学硕士、博士研究生教育。全科医学高学历、高层次人才的培养，将逐步改善基层医疗的人才队伍建设，为 2020 年实现全国初步建立全科医师制度做好人力资源的准备。

2. 建立全科医生规范化培养模式

在各地全科医师探索培养的经验基础上，2000 年卫生部下发《全科医师规范化培训试行办法》和《全科医师规范化培训大纲（试行）》文件，京、沪、浙等地医科院校纷纷开始了全科医师规范化培训试点。2005 年卫生部开展"专科医师制度研究"，修订了《全科专科医师培训细则》，认定了面向全国范围的全科医学专科培训试点基地。

2006 年卫生部组织专家对各省申报的全科医师培训基地进行评审，确认全国 34 家全科医学专科医师培训试点基地。之后，各省也相继评审出省级培训基地。以浙江省为例，审核通过了 97 家综合性医院、133 个社区为全科医生规范化培训基地，基本实现全科医生培训县域全覆盖。

2010 年上海率先全面实行医学毕业后住院医师规范化培训，并启动了住院医师规范化培训与临床医学硕士学位衔接的改革试点，其中创设了全科住院医师培训与全科专业硕士培养相结合的专业技能合一途径。2011 年国务院《关于建立全科医生制度的指导意见》明确"统一规范的全科医生培养模式是'5+3'模式"。教育部进一步阐明"毕业后医学教育是全科医学教育的核心，是全科医师培训的主管道"。继京沪浙，安徽、海南等省也开始开展全科医师免费定向培养和"3+2"助理全科医师的培养。

2012 年卫生部、教育部公布《全科医生规范化培训标准（试行）》和《助理全科医生培训标准（试行）》，对全科医生及助理全科医生的培养提出了规范化的国标要求。

3. 开展全科医学岗位培训和转岗培训

国家发展和改革委员会、卫生部、中央机构编制委员会办公室、教育部、财政部、人力资源和社会保障部联合颁布《以全科医生为重点的基层医疗卫生队伍建设规划》，制定的目标是，从 2012 年开始，3 年内培养 6 万名全科医生，到 2020 年计划培养 30 万名全科医生。虽然全科医学在学历教育、规范化训练方面取得显著进步，但面对 13 亿人口落实"户户拥有家庭医生、人人享有卫生保健"的服务目标和 2020 年 30 万全科医生建设目标，现有的全科合格资源显然是杯水车薪，现在的全科医生培养也远水解不了近渴。如何解决当下全科医师匮乏的矛盾？卫生部总结各地基层医务人员全科医学理念改造和业务培训的做法、经验，针对现有基层医务人员队伍，制订了全国性的全科医生岗位培训和转岗培训计划，以全科医学理念培训推动服务方式转变，以全科医疗技术培训实现基本医疗水平的提高，目前全国各省（自治区、直辖市）的第一轮培训已基本结束。

为配合全科医生岗位培训和转岗培训计划，卫生部组织了全国主要医科院校的专家学者编写全科医生岗位培训和转岗培训教材、培训大纲、考核标准。截至 2012 年，人民卫生出版社已出版全科医生转岗培训系列规划教材有：《全科医学理论与实务》《全科医生基层实践》《全科医生临床能力培养》《全科医生手册》《全科医生练习题集》全科医生规范化培训系列教材已基本成稿，包括《全科医学》《全科医生基层实践》《全科医生临床实践》《全科医生科研方法》《全科医生临床操作技能训练》《全科医生规范化培训——师资培训手册》，于 2013 年正式出版。

（四）我国全科医学学科建设

全科医学作为临床专科或全科医学专业，其发展和其他临床专科、专科医生一样，根基在学科的建设和进步。我国的全科医学由大学引进，从大学推广，目前已成为医科院校的新兴学科。该学科创建历史不久，而发展充满生气，集聚了许多高学历、高素质优秀人才，开展全科医学的学科创建、全科医学的专业研究、全科医生的人才培养、全科服务的医疗实践。

国内主要大学或医科院校建立了全科医学系或全科医学教研室，并延伸设立全科医师规范化培训和全科师资培训的核心基地，其中卫生部评审设立的国家级基地发挥了较好的示范和引领作用。据不完全统计，2006—2009 年全科医学培训基地开展全科住院医师规范化培训，共集训学员 637 名，另承担理论、临床和社区类全科医学师资培训达 4467 名。

国内中华医学会系列学术期刊和著名大学学报，如《中华全科医师杂志》《中国全科医学杂志》《全科医学临床与教育》等为全科医学学科创造了良好的学术交流平台和全科医师继续教育的资源。中华医学会全科医学分会及各省（自治区、直辖市）的全科医学分会，承担了组织全国全科医学同人的学术交流和继续教育培训。世界家庭医生组织（WONCA）与中华医学会和国内大学的联系，搭建了国内外全科医学学科的专业交流平台，我国中华全科医学分会每年都组织教授、医生参加全球 WONCA 大会，并介绍中国全科医学在人员培训、院校教学、慢性病管理、社区服务方面的发展。

国内部分著名大学附属医院在全科医学学科建设过程中，积极探索建立全科医学专科，如复旦大学医学院附属中山医院和浙江大学医学院附属邵逸夫医院相继建立了专门的全科医学科，已成为全科医生培养和全科医疗服务的教研环节和示范平台。2012 年 7 月香港大学深圳医院的开张试业，宣布了"先全科，后专科"的港式医疗服务模式，为综合性医院改革、建立全科医学专科提供了最好的佐证和现成的样板。在综合性医院设立全科医学专科，使全科医学学科建设有其他临床专科学科一样的学术水平、学术地位、教育资源、实践经验的支撑，并通过综合性医院全科医学专科与社区卫生服务中心的合作，推动全科医学学科与基层医疗机构的专业交流，促进双向转诊制度的建立和完善。以浙江大学医学院附属邵逸夫医院为例，该院全科医学专科建立了以综合性医院为培训基地、县市级医院和社区卫生服务中心为实践基地的三级培训网络，大学、医院、社区实现教学资源共享，医疗双向转诊。在综合性医院设立全科医学专科，也吸引具有高学历医科背景的人才应聘全科医师，逐渐培养全科医学的科班学科带头人和专业师资队伍，改变以往专科医生培养全科医生的模式。但是，目前国内综合性医院对设立全科医学专科尚未引起足够重视，也存在不少争议，甚至把全科医学理解为只是基层医疗机构提供的简单基本医疗和区域性卫生服务。由于综合性医院全科医学专科建设滞后于基本医疗服务改革的需要，导致全科医生培养培训中出现教全科医学理论师资从来没有看过病、临床专科医师不会处理社区医疗、社区带教老师又没有教学经验的情况不在少数，大大影响了全科医学学科发展的速度和全科医生人才培养的质量。

（五）我国全科医学信息化水平

为提高全科医师医疗服务和公共卫生服务的效率，为居民提供更方便、快捷的医疗卫生服务，全民卫生信息化建设是关键技术和必要条件。卫生信息化从以下几个方面推动了全科医学面向社区家庭、提升服务绩效。

1. 居民健康档案信息化

居民电子健康档案是卫生信息化重要的数据库，也是全科医疗服务的信息基础。电子健康档案实现动态管理，责任医生在入户调查、日常诊疗、健康体检、儿童保健、孕产妇保健等工作过程中建立健康档案，通过信息化使公共卫生服务、医疗服务与建档工作有机结合。通过电子健康档案实现全科医疗服务的网格化管理，以每户家庭为一个网格单元，责任医生的服务和居民健康的数据之间建立信息关联，社区卫生服务网格清晰、管理明了。居民健康档案的网格化、信息化管理还可以延伸为老年人、慢病患者等重点人群的全科团队管理，如通过老年人随访、高血压分层评估、糖尿病分级管理实现医生、护士的分工、分科服务，提高全科团队的工作效率，提高社区居民的服务满意度。

2. 全科医生培训管理系统

全科医生培训管理将系统基于医院信息系统（HIS），针对目前全科医生培训管理现状，设置轮转安排、学习计划、多维度考核等内容，实现了全科医生培训的电子化管理。

该系统的应用简化了教学管理部门的工作流程，提高了工作效率，为全科医生培训管理的规范化、信息化和科学化起到了积极的促进作用，同时有利于全国规范化培训工作的同质化、推进教学改革、提升管理和决策水平。

3. 全科医疗资源信息化

近年来，信息技术的快速发展为深度开发和广泛利用信息资源创造了前所未有的条件，现代教育技术已成为人类获取知识的基本手段和方式，互联网就是实现信息共享与开发的新型平台，正在成为人们学习知识的重要场所，音像教材、电子教材将逐步取代文字教材的主体地位，全科医生必须具备较高的信息素养。引入全科医生保健信息平台，利用现代通信技术建立微博互动平台，全科医生随时回答居民的健康咨询，给予健康指导服务等。

二、全科医学的国际比较

（一）全科医学教育的比较

全科医生不仅要提供基本医疗的服务，而且要给予患者全方位的照顾，而不是孤立的治疗疾病或单个器官功能障碍；医生和患者之间需要保持持久的联系；医生需要具备全面的知识，能够服务诊疗家庭中所有成员。因此，培养高质量的全科医师是构建国家卫生服务体制的基础。无论国内或国外，医学教育被认为是精英教育。无论是专科医生或全科医生，通常都需要经过学校医学教育、毕业后教育和继续教育的长时间培养。

国外全科医学的发展也经历了艰难的道路，从全科医学人才培养的源头，把它纳入医学发展策略，像建设临床内外妇儿专科一样进行全科学科建设，才能提高全科医生培训和教育的质量。规范化的教育带来优质的医生，从而生产优质的服务，继而赢得社会的认同，形成全科医学充分和固定的服务人群。借鉴欧美及澳大利亚的全科医学教育发展经验，我们必须逐步建立完善的全科医生制度，建立全科医学终身教育体系，包括全科医学的学校教育、毕业后教育和继续教育。

1. 学校医学教育

在欧美国家，学校医学教育属于医学基础教育，目标是为医学生毕业后接受住院医师和专科培训打下必需的知识和技能基础，即培养"准医生"。医学生从医学院校毕业后均要求接受毕业后教育，通过医生资格认证才能正式行医，从事医疗实践工作，在整个医生职业生涯还必须参加继续医学教育。

欧美等国医学生培养从学生来源到培养规模，历来属于精英化教育。不少国家医学院校的起点比较高，如美国与加拿大，学生在接受了大学教育后才能报考医学院校。美国的医学生在 4 年本科毕业生中招收，再接受 4 年以上的博士培养，一般在三年级就选定一个临床专业方向。美国的医学院规模都不大，稳定的医学生培养人数，既保持了精英式医学教育，也保证了医生的社会地位。如 2005 年，全美医学院在校生人数为 6.9 万余人，毕业生 1.9 万余人，按当年 125 所医学院计算，平均医学院在校生仅 550 余人，平均毕业生只有 150 余人。英国、法国、德国等欧洲国家的医学生生源是高中毕业生，但医学培养的年限较长，一般包括 3 年的医学基础教育和 3 年的临床实践教育。英国的医学生大部分直接从高中毕业生中招收，英国共有 30 所医学院校，每年约有 4900 名医生毕业，每院年均毕业生 163 名。除牛津大学医学院学制 6 年，其余均为 5 年制。

欧美医学院校的招生规模取决各医学院的师资力量、教学设施、附属医院床位数以及政府提供的经费保证。优越的办学条件，高素质的生源，稳定的招生规模，先进的教育理念是精英式医学教育主要特征。欧美医学院校的医学生毕业后，如果选择从事全科医生职业，也必须经过全科医学中心的毕业后全科医师培训，考试合格后方能取得全科医师执业资格。

比较我国的医学生培养，起点不一、学制不一、层次不一，有中专、大专、本科、研究生，有 3 年、5 年、7 年、8 年，有无学位的专科和有学位的学士、硕士、博士，近年来培养的规模越来越大，培养的目标从进校就定位医疗专门化人才。与欧美等国相比，这种专业技能为核心的医学教育，虽然达到规模速度快，但造成医学生知识面过窄，毕业后社会适应性较差，特别是缺乏开展全科医疗和社区服务需要的人文理念和社会工作技能，不利于医生开展全科医学服务与合作。

国外大多数医学院校都有基础医学和临床医学的经典学科院系设置，包括家庭医学院或家庭医学部，开设 4 ～ 10 周不等全科医学课程，教学形式分必修课程和选修课程。讲授全科医学的基本概念与基本理论、全科医学的服务人群及特点、全科诊疗模式、医学伦理学和医患沟通技巧等内容。不同的国家和地区开设课程的学年时间有前后，大多数国家在临床见习或实习中进行，同时强调在社区服务中学习知识，由临床医学院安排学生在全科医学诊所学习和实习全科医学、内科学或妇女健康等内容，其目的不仅在于增加医学生社区医学的知识和技能，而且便于运用整体的临床思维模式解决健康问题，帮助医学生学习期间就对全科医学有初步的了解。而我国高等医学院校中对全科医学重视不够，只有一半左右的医科院校开设全科医学课程。即使开设全科医学课程，但在临床医学专业全部课时中全科医学的课程数、学时数都偏少，教学内容多局限于全科医学概论，几乎没有实践教育。

2. 毕业后全科医师的培训

在很多发达国家都有法定专科医生制度，制度要求医学生毕业后必须进入相应专科医师的培训，并考核合格，才可以获得独立行医的资格。全科医学作为临床专科之一，同样需要毕业后教育培训，即全科医学住院医师培训。

如果说学校医学教育是成为医生的基础教育，那么毕业后的专科培训是由学生变为医生的关键阶段，同样对全科医生而言，这是全科医学教育的核心部分，其目的是培养成为一名能独立行医的全科医师。在大多数国家，这项培训是由具备承担相关专科培训项目资质的大学附属医院、综合性医院或医疗中心实施，相关资质则由国家卫生主管机构赋予官方认证。国外毕业后住院（全科）医师培训项目，一般为 2 ~ 4 年，如加拿大为 2 年，美国等国为 3 年。不同国家住院（全科）医师培训项目与对应年限见表1，每个阶段都有相应培训目标和要求。完成培训后，参加国家统一的资格考试，合格者获得住院（全科）医师资格证书。

表 1　不同国家全科医学住院医师培训项目的时限及时间分配情况

国　家	时限（年）	时间分配	培训方式	备　注
美国	3	2 年	综合医院各科轮转	—
		1 年	社区医疗中心和全科医疗门诊	
英国	3	2 年	综合医院各科轮转	—
		1 年	全科医疗诊所	
澳大利亚	3	1 年	医院轮转	在农村工作为 4 年；需要学习麻醉、急救、土著人疾病、诊疗器械应用等知识和技能
		2 年	家庭及相关技能训练	
以色列	4	21 个月	全科医疗诊所	全科医疗诊所实习分成 2 个部分，一部分为前 9 个月在医院轮转，另一部分为医院轮转完后在社区实习 12 个月

以美国为例，医学院校毕业生选择全科医学作为专业方向，要向已获得全科住院医师培训项目资格的医院提出申请，经过医院选拔，才能进入毕业后全科住院医师培训项目。进入全科住院医师培训项目的医科毕业生在三年时间里，第一、第二年主要在综合性大医院或社区医院培训，但每周至少 2 ~ 3 个半天到社区诊所实习，第三年主要在社区诊所实习。全科住院医师培训期间，学生每年必须参加全国统一的阶段考试，合格者方可进入下一阶段培训。三年培训结束后，再参加全国统一资格考试，考试合格者才获得全科医师资格证书。

在澳大利亚，全科医师培训计划比美国还长和还严格，培训时间为 3 ~ 4 年，分为第一年在综合性大医院进行临床培训，第二、第三年在社区全科医疗机构中培训和工作，第四年针对将去农村行医的全科医师，还必须多一年培训，增加学习麻醉、急救、土著人疾病等知识和技能。完成培训后，通过国家考试，获得全科医师执业资格。

各个国家都有官方授权的专门机构监督培训质量和负责考核。这些专门机构一般都是非营利性的社会团体，如美国的美国家庭医生学会（American Academy of Family Physicians，AAFP），英国的英国皇家全科医生学会（British College of General Practitioners，BCGP），澳大利亚称为澳大利亚皇家全科医生学会（RACGP），由这些全科（家庭）医学专科委员会、全科（家庭）医学学会或协会等学术专业组织，承担制定全科（家庭）医生人才合格与否的评判标准，并组织统一考试和统一颁证。

比较我国的全科医学教育，在 2003 年由卫生部、教育部、财政部联合立题，开始专科医师培养、准入和管理制度的研究，最近确定了 18 个普通专科和 16 个亚专科进行专科医师培训试点，其中全科医学纳入普通专科试点。国家委托各省毕业后医学教育委员会负责试点培训工作的研究、指导、协调和质量监控。全科医学专科医师培训的起点为本科毕业的医学生，培训时间为 3 年，具体为 3 个月的理论学习，26 个月的临床各科轮转，7 个月的社区全科医疗诊所实习。国务院《关于建立全科医生制度的指导意见》明确将全科医生培养逐步规范为"5+3"模式，即先接受 5 年的临床医学（含中医学）本科教育，再接受 3 年的全科医生规范化培养。国外毕业后全科住院医师培训，对于在诊所的实践时间及接诊患者的数量都有严格的要求。我国全科住院医生诊所实践的制度安排已与国际接轨，但在诊所建设，特别是诊所指导师资数量、质量方面还有相当的距离。在欧美国家，全科医学师资本身就是全科执业医师，请他们进入大学从事全科医学教育，从而能够直接影响到医学生对全科医学的态度和认识。目前我国全科医学的师资，大多数是高等医学院校的公共卫生学院教师或临床医院中对全科有兴趣的专科医师，这些教师虽然有教学经验和理论水平，但往往缺乏全科医疗实践或社区服务经验，而大量一线从事全科医学的基层医师还缺乏能力和水平走上大学讲台。

3. 医学继续教育

医学继续教育是医生终身教育的主要学习方式。即使已取得执业资格的全科医师仍必须接受继续医学教育，不断接受新知识新技术培训，提高全科医生的业务水平。

在美国取得医师资格证书的全科医师，每 3 年必须获得 150 学分的医学继续教育；每 6 年必须参加一次全国统一的全科医师资格再认证考试，合格者方能再注册继续执业。在英国全科医师每年参加一定时间的较高层次学术讨论和学术会议，包括每年 4 周左右的脱产培训；每 3 年必须要通过国家组织的继续医学教育考核和评估，合格者才能再次注册执业，继续行医。

我国现阶段的全科医生继续教育，主要是结合国情开展常规性继续教育和针对性转型教育（即全科医生岗位培训和转岗培训），构成基层医务工作者继续教育。常规性继续教育对象大多具有中级及中级以上专业技术职务的基层医生，通过学习全科医学新知识、新理论、新方法和新技术为内容的医学继续教育，更新全科理念，学习适宜技术，提高服务质量。针对性转型教育，通过对已经从事或即将从事社区卫生服务的基层执业医生，采取脱产或半脱产全科医生岗位培训或转岗培训，达到基本适合全科医生的岗位要求。由于我国的继续医学教育制度尚不完善，缺乏法定权威性和项目吸引力，特别是适合全科医学的继续医学教育项目往往理论多于实践，全科医师自觉参加继续医学教育积极性并不高。

（二）全科医学服务的比较

根据世界各地的调查统计，所有患者中，只有 5% 左右的患者需要专科医生诊治，而人群中 90% 以上的健康问题可以通过训练有素的全科医生来解决。在英国、澳大利亚等国家，全科医生在国家卫生体系中担当居民的健康"守门人"角色。在开展全科医疗较好的英国等国家，在其国民卫生服务制度（NHS）里建立了结构适宜、功能完善、规模适度、经济有效的社区卫生服务体系，社区居民都拥有自己的全科医师。

英国有 6000 万人口，总共有 13 万医生，其中全科医师 3.5 万人，平均每位全科医师管理 1700 ~ 1800 位居民。在社区中，除了意外事故、急诊、急性心脑血管事件患者直接去医院诊治，其余 85% ~ 90% 的健康问题都先由全科医师处理。全科医生为与其有服务签约的居民提供以下服务：疾病的筛检、诊断和治疗，儿童健康检查和计划免疫，妇女产前检查，小手术，旅行前疫苗注射，75 岁以上老年人健康服务，健康咨询等。每个居民都在自己的签约全科医生处获得首诊服务，如需获得专科医疗服务，除急诊外必须通过全科医生转诊，并且在专科诊疗结束后再转回全科医生处。大部分全科医生以合作的形式在健康中心、社区诊所或社区医院一起执业，他们同社区助产士、公共卫生护士、社工人员等一起组成密切的工作团队。在团队合作中，全科医生除了提供对个人和家庭的医疗服务外，还与社区护士合作，参与护理院或临终关怀等机构的工作；与公共卫生护士合作，参与传染病防治、慢性病和药物成瘾问题管理及环境卫生问题监控等工作；与社工人员合作，为患者及其家庭提供一定的社会服务如解决入院、出院过程中的各种与医疗服务有关的经济、法律类社会问题。但英国的全科医疗服务也存在着一些不足。首先，健康中心或社区医院配备的设备比较简单，一些基本的检查如心电图、超声波等需要到上一级辖区医院预约，造成接受治疗的等待时间过长，一些严重疾病的治疗容易被延误；其次，由于全科医生提供的服务范围有限，需要转诊到上一级医院的患者人数众多，造成等候时间过长。曾有调查显示，1995 年，英国 95% 的转诊患者需要等候 26 周才能入院。近些年，NHS 采取了相应的改进措施，如扩展全科医生的服务范围，准许等候时间过长的患者到国外或私人医院治疗，吸引专科医生到全科医生的队伍中来等。

澳大利亚每 10 万人口有 105 名医生，现有医生总数为 44000 人，其中全科医生 29000 人，占医生的 2/3。目前澳大利亚的社区卫生服务体系已经形成了一个覆盖全疆域全人口的服务网络。全国有 500 多个社区卫生服务中心、200 多个辅助社区卫生机构，每年提供 130 万人次的卫生服务。在澳大利亚医疗社区化已成为医疗卫生服务的主要发展方向。它比较合理地把医院的综合性、专科性服务同社区的辅助性、普及性服务有机地结合起来，使卫生服务很好实现可及性和公平性。即使在医院为主市场化服务的美国，全科医生隶属于各种保险机构，如健康维持组织（HMO），承担基本医疗服务。

截至 2000 年，美国有 71156 位家庭医生，其数量仅次于内科医生。美国平均每人每年看病 2.59 次，其中 0.83 次是找家庭医生，占 1/3。近 10 年来，美国的家庭医生已经很少单独开诊所了，越来越多的家庭医生互相合作，并与护士、药剂师、心理医师、社工人员及财务人员等共同组成团队提供社区卫生服务。家庭医生提供的服务内容范围非常广泛，包括家庭医疗服务、围产保健、儿童保健、营养指导、精神与生理卫生及老年保健等。仅有 6.3% 的病例需要转诊给专科医生。

反观我国，全科医疗建设还处于初级阶段。据 2011 年《中国卫生统计年鉴》，2005 年全国的执业（助理）医师为 204 万，2010 年增加到 241 万，全科医师增加更快，全科医生在全部执业（助理）医师中所占比例由 3.5% 增加到 5.4%，其中执业医生由占 2.9% 增加到 4.3%，助理执业医生由 6.1% 增加到 10.1%。距离卫生部《中国 2001—2015 年卫生人力发展纲要》计划全科医师人数不低于三分之一（约占国家医生总数的 10%）的目标还有很大差距。

我国现行全科医疗的主要服务模式是以社区医院及社区卫生服务中心提供的社区卫生服务模式，也有少数三级医院设立全科医学专科的服务模式。国家规定社区卫生服务机构是以辖区内的居民为服务对象。以妇女、儿童、老年人、慢性病患者、残疾人和贫困居民等为服务重点，提供基本医疗和公共卫生服务为主的基层卫生机构。基本医疗服务包括一般常见病、多发病诊疗、护理和诊断明确的慢性病治疗，社区现场应急救护，家庭出诊、家庭护理、家庭病床等家庭医疗服务以及转诊和康复医疗服务。但是，真正落实"小病在社区，大病进医院"的全科医师首诊制度在我国尚未建立，缺失了全科医生作为社区居民健康"守门人"的职能角色。现行医疗保险制度，无论城镇职工医保，还是新型农村合作医疗和城镇居民医保，允许患者个人可以首选社区卫生服务中心，也可以选首诊医院，包括城市综合性大医院，缺失了全科医生作为国家卫生体系第一级服务"守门人"的职能角色。不解决全科医生的两个"守门人"角色的缺失，困扰国人和政府的"看病难，看病贵"问题将是无解的难题。医改要解决这个难题，除了制度变革外，另一个关键是全科医生队伍的素质建设。目前 13 万执业（助理）全科医师，大多由基层执业的专科医生经过 1 年脱产或半脱产全科医生岗位培训而来的，少数由应届医学本科生经过 3 年的全科医学规范化培训而成。全科医生素质上的不足比数量上的不够更为棘手，学历层次参差不齐，长期基层医疗工作，新知识、新理论、新技术的学习接触机会少，临床技能和综合性医院的医生相比差距更大，难以获得老百姓的信任，而把全科医生作为医疗服务的首选。

三、全科医学的学科前景

（一）全科医学发展趋势分析

1. 医疗卫生改革为全科医学带来强劲发展推动力

我国长期以来以医院专科化服务为主的医疗体制，形成了"看病难、看病贵"现状，不仅造成卫生投资效益低下，公众满意度下降，而且医疗费用猛涨、卫生资源被大量浪费。为此，国家医改重点涉及城镇职工医疗保险制度的建立和社区卫生服务体系建设，都关系到发展全科医学、培养全科医生。建立完善的基层卫生服务体系，是保障和改善居民健康、降低国家卫生负担的迫切需要。某种意义上讲，发展全科医学、培养全科医生已关系到医改全局的成败。因此，今后国家仍将发展全科医学提高到国家战略的高度来加以重视和执行。

（1）确立全科医生制度

2011年全科医生制度在国务院常务会议上通过建立，这是我国全科医学事业的一个转折点和里程碑。全科医生制度提出了包括建立统一规范的全科医生培养制度、培养合格的全科医生、改革执业方式、创新激励政策等全科医生制度。全科医生制度将依靠医疗保障体系，实施社区守门人战略，构建双向转诊体系，开通信息网络服务资源。全科医生制度能否成功的关键，在今后全科医生人才的培养规范化，全科医生制度的法制化。

（2）建立社区卫生服务首诊、分诊及双向转诊制

国家医改措施，通过增强服务能力、降低收费标准、提高报销比例，将社区卫生服务纳入城镇职工基本医疗保险，使一般诊疗下沉到基层，逐步实现社区首诊制。通过构建以大型医院为依托，社区卫生服务机构为基础的卫生服务网络体系，目的是要社区医疗机构借助大医院的名牌效应和技术支持，充分发挥自身的服务职能，充分利用医疗资源，实现区域内医疗需求的分诊分流，形成"小病在社区、大病到医院、康复回社区"的新格局。

各地要根据实际情况，加快建立规范的双向转诊及分级诊疗管理制度，并由当地卫生行政部门负责双向转诊及分级诊疗的管理与协调。使转诊、分诊的程序、标准以及社区卫生服务中心与转诊医院的就诊和转诊记录、转诊合同及协议等都有明确规定，使双向转诊、分级诊疗有章可循。同时，大医院利用自身资源优势，建立全科医生规范化培训基地，为培养社区全科医生提供持续、稳定的技术平台，延伸服务覆盖，扩发医疗市场。

（3）完善六位一体社区卫生服务

基层社区卫生服务和计划生育技术服务更应融为一体，发挥各级地方疾控中心、妇幼保健机构等资源优势与综合优势。在传染病疫情报告和监测、预防接种、常见传染病防治、重大传染病预防、地方病防治等方面应与疾控中心建立合作关系。在计划生育技术服务方面，应与妇幼保健机构开展长期稳定的合作，开展计划生育宣传教育、服避孕药、婚前保健、孕前保健、孕产期保健、更年期保健等服务。在疾病预防控制、慢病管理方面，将预防保健与中医"治未病"相结合，将慢病康复与中医调理相互配合，探索各地特色的基本卫生服务。

（4）健全全科医学官方管理体制和非官方行业自治机制

建立行政区域内全科医学和基础医疗保健的管理机构，可以学习借鉴英国国家卫生服务体制（NHS）下的基本保健托管局（PCT）架构，由它来针对辖区实际制定各种措施，建立和完善一个综合性的、人性化的、平等的、可持续发展的医疗卫生保健体系，提高全科医生及其他基层医疗保健人员的专业水平和服务质量。同时，将倡导行业组织在全科医学管理上发挥更大的作用。协会的"有为"与政府的"无为"是相互呼应的，全科医学学会，全科医生协会等专业、行业组织将进一步发挥在专业发展、行业规范、人才培养、标准制定和业内管理中的作用，成为政府决策智库，人才培训基地，行业协调平台，有力地促进全科医学发展，有效地提供优质全科医疗服务。

（5）探索公民参与监督社区卫生和全科医学服务

关注社区卫生服务是公民社会民主发展的重要平台，也是提高公民健康科学水平的有效途径。如何在社区内更好地培育社群力量，创造公民社会参与的环境，制定与公民社会的信息沟通的具体办法，提升公民社会参度，提高社区卫生服务的质量，是值得社区卫生服务研究的课题。

浙江大学的一项中英合作研究项目，为社区居民参与基层卫生服务管理探索了新机制和新模式。2010年该项目的报告中指导农村建立社区卫生委员会，作为基层卫生服务管理的一种公众参与机制，通过建立自下而上的卫生社情民意沟通管道和社区卫生监督体系，让社区居民（村民）参与基层卫生的决策和管理，改变自上而下的传统卫生管理模式，改善基层医疗服务，提高政府的治理能力。

2. 医学教育改革为全科医学发展奠定人才基础

全科医学教育体系，前文已作阐述有学校教育、毕业后教育和继续教育三个阶段。在三个阶段中，毕业后全科医学教育、培训是全科医学教育的重点与核心，主要指全科医生规范化培训和专业型研究生教育。

（1）加强全科医学的学科建设

建立全科医学系和临床全科医学专科，建设一流的全科医学学科是确保培养合格全科医师的体制、机制条件。目前我国仅有为数不多的医学院校建立了全科医学系，且总体上缺乏全科医学临床和社区师资。医学院校应充分借鉴学科建设和人才梯队培养方面的经验，整合有效的教学资源和临床资源，建立一支专职的全科医学系师资队伍。只有拥有了一支专职的，经过全科医学系统化培养的师资队伍，才能保证学生受到的是面向社区、家庭提供全科医学服务的系统知识和适宜技术，而不是临床各科的大杂烩。

（2）改革高等院校医学教育的模式

医学本科生培养是包括全科医师在内未来临床医生的主要来源，要改革医学院校现行临床医学教育的课程体系，增加全科医学基础理论课程，强化全科医学社区实践模式。成功的全科医学教育，足以影响到医学生今后的职业意愿。在总结过去全科医学发展经验基础上，重新设计、修正、实施新型全科医学教育模式，是全科医学工作者的一项重要使命。

新型全科医学教育在服务居民和患者方面，要着重培养全科医疗的人性化，建立全科医生与患者互信、长期的紧密合作关系；全科医生的医疗实践符合循证医学原理和具有科学客观的信息依据；全科医生能及时全面掌握新的医学知识和适宜技术，并为患者提供更好的医疗保健服务。

新型全科医学教育在职业能力方面，要重点以下能力：①培养团队精神和领导技能。在医疗团队中做到协作共事、共同研究、相互促进，需要培养协作沟通技巧，需要锻炼组织管理能力；②研究分析和决策能力。培养全科医生在基层独立工作条件下，缜密思考，博采信息，果断决策的习惯与禀赋，全科医生在未来的医疗保健工作中要善于以促进公众健康为出发点，合理地配置医疗资源，在健康的重要问题和问题的重要方面，提出全科医学解决方法。

（3）完善全科医生的规范化培训

国外的全科医生培养模式相对成熟，但各个国家和地区全科医生的培养模式不尽相同，这取决于各个国家和地区医学教育体制、医疗卫生制度以及全科医生功能定位等。

《国务院关于建立全科医生制度的指导意见》明确提出规范全科医生培养模式，逐步实现"5+3"模式，即先接受5年的临床医学（含中医学）本科教育，再接受3年的全科医生规范化（专业硕士）培养。"5+3"模式将是我国全科医生培养的主流模式。

而全科医生培养需要完整的培养体系，整个培养体系需要三类培养基地、三支教师队伍。三类培训基地主要承担全科医生的临床培训、基层实践和全科理论与职业素养培训，对应建设临床培训基地、基层实践基地和全科理论教育基地。三类基地在全科医学学科的系统规划下形成类似临床医学前期与后期相衔接的全科教育联合体，其中作为临床培训基地的综合医院，必须设有能够满足全科医生培训需要的临床医学一级学科及下属所有二级学科；作为基层实践基地，也需要具备社区卫生实践的相关学科。三支培训队伍主要是承担上述三项教学任务的临床师资队伍、社区师资队伍和全科理论师资队伍。全科医学学科系统化建设和联合体机制成熟，将会出现一支学贯三界的高素质全科医学医生师资队伍。

目前全科医师规范化培训仍处探索阶段，卫生部全科医学培训规范和大纲为改进和完善培训提供依据。进一步完善全科医生规范化培训，除培训机构提高培养的教学质量外，培训后的相关配套政策也会影响培训效果和受训对象的稳定，如全科医学学科在基层医疗机构的主导地位的确立和在综合性医院的设立、全科职称系列的建立、培训学员的工资福利待遇、全科医师的岗位要求等。

（4）建立全科医学的终身教育体系

医学作为一门经验科学，从它诞生的那一刻起，就意味着从医者需要终身学习，无论医学专家，还是乡村医生，概莫如是。借鉴国外全科医生的职业化教育范式，全科医生在完成住院医师规范化培训后，要有完整的、贯穿整个职业生涯的继续教育计划。不同国家或政府官方，或行业组织会以全科医学学科技术层次和学科发展水平，建立一个相应的、全面的终身学习计划和考核标准。这个计划将为每个全科医生提供一个能持续不断对个人、专业、临床实践进行评估的工具，并激励全科医生在事业上不断成长。长期的培训计划的核心就是建立稳定的全科医生培训体系，来指导全科医生的继续教育。全科医生继续教育相当重要：一是调动全科医生个人的工作积极性；二是提高全科医生的业务能力；三是改善居民享受医疗保健服务的资源条件。

3. 数据网络建设为全科医学搭建信息化发展平台

人类进入信息化互联网时代，WiFi、3G、云技术，数字化生存已经改变了人们的生活方式和行为习惯。早在 1974 年，美国信息学会主席保罗·泽考斯基将信息素养（information literacy）定义为"利用大量的信息工具及主要的信息源使问题得以解决的技术与技能。"进入 21 世纪，信息技术的飞速发展，使得现代医学信息化程度也越来越高，而医疗卫生信息是最庞大、最复杂的资源，也是信息化体系建设中最有应用前景，开发价值的领域。在信息全球化、数据化、网络化的从医环境中，对医生的信息素养的要求是能够利用信息和通信技术进行自学、获得信息、治疗管理患者及开展卫生保健工作。

我国医疗卫生信息化建设起步晚，但发展快，许多省市已将卫生信息化建设同步纳入基层医疗服务体系建设之中，这将对社区卫生服务、疾病预防控制、家庭健康保健和基本医疗服务产生革命性的变化，全科医学将增加实现全时空、全数字的新特点。全科医生作为接受专门训练、高素质的新型医学人才，将成为基层各种医疗资源充分发挥作用的关键和枢纽。全科医生又因为工作身在基层、服务范围宽广，其信息素养的重要性甚至高于一般专科医生。网络信息化能力在全科医生综合素质构成中，有着特殊的重要性和必要性。

国家正在推广建立的统一居民健康档案，将通过居民健康档案数据库与互联网信息道的结合，实现居民个人健康电子档案的自动存储和调用，全科医生可利用互联网和数据库，开展相关疾病筛查、健康指标预警、高危人群跟踪，对指标异常的高危居民进行及时的健康干预和针对性医疗服务，如个人健康档案的建设，最大的好处就是盘活卫生信息存量资源，在慢病管理中，依据个人电子健康记录对慢病患者由过去"发病管理"向现在"发现管理"转变，实现三级预防向二级、一级预防的提升。

互联网还可以构建声像数据远程传输系统，实现基层全科医生与大医院专家教授的实时临床会诊、手术指导、影像切片数据的辅助诊断等。

图书数据的电子化和病例病案的数据库建设，使得全科医生依靠循证医学方法，处理社区卫生问题和居民疾病诊治成为可能、可靠。

社区居民也可以通过网络系统，查阅自己的健康档案信息，了解自身的健康状况，实施自我健康管理和健康促进，同时也给全科医生带来新的挑战，因为服务对象变得不再"无知"，甚至更"专业"。

虽然我国卫生信息化前景看好，但卫生信息化的缺陷和瓶颈也不少：①缺乏符合居民健康需求、基于全人全程健康服务流程的研究；②缺乏与国际接轨、具有自主知识产权的系列数字卫生标准和代码；③缺乏以健康为中心、与社区卫生和专科医疗服务紧密结合的健康电子档案兼容信息平台；④缺乏中国特色、中西医并重、体现循证医学内涵的临床路径研究；⑤缺乏符合中国公民疾病谱、较为完整的主要疾病知识系统；⑥缺乏专业应用网络与公众服务网络的共享交互系统。这些缺陷和瓶颈，导致丰富的卫生资源分散成卫生信息孤岛，资源无法共享，信息标准不一，利用效率低下。因此，首先建立起以患者为中心，以居民健康档案、电子病历为基础，区域内社区、大中医院数据集中保存、授权交换共享的信息平台，有利于推进社区首诊、分级医疗和双向转诊，最大限度地利用有限的医疗卫生资源，由此迈向全科医学的信息化。

（二）全科医学亟待研究的问题

1. 全科医疗及社区卫生服务设计的研究

服务设计的理念来源于工程和制造设计，因为医疗卫生服务涉及建筑设施、临床服务和人员配备等有形、无形诸多要素，越来越趋向一个庞大的系统工程。虽然全科医学服务基础是社区卫生服务，但全科服务具体内容的概念并不清晰，如"疼痛"服务的一级服务，是满足必须解除或缓解疼痛，概念是核心服务，而为缓解疼痛所提供预约、咨询、诊疗设备和实验室等是二级服务，概念是支持性服务。在"六位一体"的社区卫生服务中包括很多服务，首先需要理清服务的概念。服务概念界定后，提供与之匹配的人力、物质、技术，众多资源的整合和时序构成了服务系统，如"疼痛"服务系统就涉及门诊、放射、化验等多个子系统的协调，由此构成一个"疼痛"项目系统。最后，"疼痛"患者与"疼痛"服务项目契合形成"疼痛"服务过程，服务过程是通过"蓝图法（Blueprinting）"制定出的每项服务所用时间、可能出现误差的环节，以规范达到提高效率和保障质量。因此，推动全科医疗服务的科学发展，首先急需研究"六位一体"社区卫生服务的各项具体服务之概念、系统和过程，才可能使全科医学服务成为规范、可靠的服务。

2. 社区卫生服务绩效评价体系的研究

卫生服务的绩效评价是一个世界性的难题，即使在英国 NHS 体系，也是直到 21 世纪初才对绩效评价达成框架性认识，即健康促进、公平获得、有效提供适宜保健、效率、患者经验、医疗效果，进而成立了国家临床效果研究所（NICE）、临床标准委员会（Clinical Standards Board）、卫生技术委员会（Health Technology Board）来制定和评价 NHS 的绩效。

我国医改尚在继续，社区卫生服务绩效评价成为推进全科医生岗位设置和收入分配的关键性政策。尽管政府与基层对制定绩效考核体系要突出社区卫生服务公益性导向，促进基本医疗服务和基本公共卫生服务均衡发展已成为共识，但如何具体评价"六位一体"不同权重构成下的综合服务绩效？如何平衡居民满意度和健康保障可持续性？如何考核工作目标、工作质量、医保基金管理、满意度和依从性的结果？一切都处于探索之中。

我们亟待借鉴国际上社区卫生服务绩效考核的思路和经验、技术和指标，构建符合中国实际的社区卫生服务绩效评价理论，研发科学、全面、实用的社区卫生服务绩效考核的目标、指针及标准。从以往粗放式的社区卫生服务评估，专为新型社区卫生服务的目标、指针及标准的评价，全科医生所从事的社区卫生服务方方面面无一遗漏地都将被定性、被定量，被一个能全面反映社区卫生服务各项服务的统计工作单位所量化。社区卫生服务只有量化了绩效，才能量化工作量，才能量化全科医生的岗位数，才能形成与社区卫生服务绩效相一致的全科医生分配激励机制。

3. 社区卫生服务质控与安全体系的研究

安全和质量是医疗卫生服务永恒的主题。英国学者提出了两个维度构思和考核医疗服务质量的观点，即技术质量和功能质量。患者在接受医生诊疗后，获得痊愈、好转、或并发症，属于技术质量，医患对结果的质量评判可能不一，但至少可以在皇家医学会（Royal Colleges）或英国医师协会（BMA）得到一致性意见和高标准界定；患者接受服务中，医生的交谈方式、等候时间、预约时间等属于功能质量，客观评价功能质量却是不容易的，也很难标准化。事实上这两种质量还存在相互影响。我们建立社区卫生服务医疗质量控制与管理，是要实现对社区卫生服务中所有环节实行全程质控、评价、监督和管理，要在量大、面广、管理水平相对薄弱的基层社区做到社区卫生全科医疗即安全、又有质量，关键是确保社区卫生服务中心运作和全科医生服务的技术质量和功能质量都标准化、规范化和制度化。因此，需要研究社区卫生服务质控与安全的质量标准体系和评估规范，建立持续监督和反复评估的社区卫生服务安全质控制度，确保患者安全第一，服务质量不断提升。

4. 全科医学教育的适宜性和系统化研究

我国的全科医学教育已经形成了学校教育、毕业后培训和继续教育的三段模式，这样的模式是否能适合国情？是否符合全科医生职业成长需要？是否具备承前启后的系统性和规律性？成为全科医学教育需要研究的实际问题。当前，在医学本科教育中，应重点开展全科医学的教学目标、教学内容、学习方式、评价机制的研究，规范全科医学在医学教育各阶段的学习、见习、实习的课时与方法。在全科医师规范化培训中，重点进行规范化培训的考核评价体系及考核方式研究，解决全科医生门槛标准。在全科医生终身学习方面，重点关注继续教育与全科医生职业发展、岗位胜任的关系，提出全科医生不同职称层次的任职资格，及其与之相关的知识、能力、经历要求。在开展全科教育三阶段重点研究同时，还需要关注全科医学教育需求和布局的关系，研究全科医学学校教育、毕业后培训和继续教育之间衔接的连续性和统筹的系统化。

参 考 文 献

[1] 刘项楠，甄宏楠. 浅谈我国全科医学的产生与发展［J］. 中医临床研究，2010，2（14）：111.
[2] 张艳云，刘启贵，李月英，等. 从国情出发对我国全科医学发展现状的探析和方向的思考［J］. 中国医学创新，2012，9（23）：159-161.
[3] 陈妍. 浅谈我国全科医学和全科医生的现状及发展趋势［J］. 海军医学杂志，2011，33（6）：428-429.
[4] 徐江荣，郭化山，乌建平. 专科层次的全科医学教育与国情［J］. 中国全科医学，2011，4（11）：3254-3255.
[5] 周申. 论全科医学与全科医学教育［J］. 山东医科大学学报，2000，4（10）：56-58.

［6］周小冬，卢建华．对我国全科医学教育的分析与思考［J］．南京医科大学学报（社会科学版），2008：358-361．

［7］杜娟，郭爱民，路孝琴，等．我国全科医学教育研究现状及展望［J］．继续医学教育，2012，23（3）：9-12．

［8］全国教育科学规划领导小组办公室．"我国全科医生培养模式创新研究"成果报告［J］．大学（学术版），2012，（4）：84-89．

［9］谢庆文，施榕．高等医学院校全科医学教育模式探讨［J］．医学与哲学（人文社会医学版），2006，27（8）：75-76．

［10］刘薇薇，王媛媛．在校医学教育阶段的全科医学教育模式的需求评估研究［J］．中国全科医学，2012，15（7）：778-781．

［11］史炜．全科健康管理模式探索——浙江数字医疗卫生技术研究院全科健康管理研究中心成立［J］．中华医学信息导报，2012，27（8）：9-9．

［12］刘志学．陈竺——全科医生培养将逐步规范为"5+3"模式［J］．中国医药导报，2012，9（1）：1-1．

［13］教育部学位办．我校新增临床医学硕士专业学位"全科医学领域"［J］．福建医科大学学报（社会科学版），2012，13（2）：29-29．

［14］王碧浪，刘颖，张勤，等．全科医生骨干师资培训工作的实践与体会［J］．全科医学临床与教育，2012，10（1）：39-40．

［15］胡传来．紧抓全科医学学科建设，推动全科医学人才战略［J］．实用全科医学，2008，6（3）：221-223．

［16］门寒隽，韩建军．当前我国全科医学师资队伍建设中的问题及对策［J］．中国全科医学，2006，9（3）：185-187．

［17］李勤．浙江省全科医师培训现状及成效［J］．全科医学临床与教育，2009，7（5）：449-452．

［18］赵拥军，唐军，冯学斌．21世纪临床医学专业全科医学方向本科教育中课程体系的建设与实践［J］．中外医疗，2010，（3）：124-125．

［19］周志衡，王家骥，王敏．全科医学概论网络课程的创建与应用［J］．实用全科医学，2007，5（7）：565．

［20］周来新，刘刚，姬军生，等．全科医师远程继续教育网络平台的建设及实践［J］．中国医学教育技术，2012，26（3）：276-279．

［21］廖庆伟．"专科助全科"加快培养全科医师［J］．中国全科医学，2004，7（15）：1023-1024．

［22］祝善珠，寿涓．综合性教学医院开展毕业后全科医学教育的探索［J］．中华全科医师杂志，2006，5（12）：742-743．

［23］孙虹，黄阿霁，黄泽民，等．大型综合性公立医院在中国全科医学岗位培训中的地位与作用［J］．中华全科医学，2011，14（6A）：1752-1754．

［24］王岚，杜亚平．中英全科医疗服务模式的比较与探讨［J］．全科医学临床与教育，2011，9（3）：241-245．

［25］薛锦花．推行社区家庭医生责任制服务模式存在的困难与对策［J］．中国当代医药，2011，18（11）：125-126．

［26］梁星汉．对高血压患者实施全科团队式社区健康管理的效果［J］．大众健康（理论版），2012，（8）：191-192．

［27］余音，冯丽霞，史沐阳．全科医师团队在慢性病管理中的地位和作用［J］．中国社区医师（医学专业），2011，（12）：277-277．

［28］李云桥，胡艳珂，周彬，等．基于HIS的全科医生培训管理系统的开发［J］．中国医疗设备，2012，27（9）：66-68．

［29］周卫权，尹柯．全科医疗网络信息化建设的初步思考［J］．医学信息（上旬刊），2012，25（6）：11-12．

［30］袁美玲．实行网格化、信息化管理对社区全科团队工作的推动作用［J］．中国社区医师（医学专业），2011，（11）：294-295．

［31］胡睿．北京——全科医师将微博服务居民［J］．中国社区医师（医学专业），2012，14（7）：424-424．

［32］程伟．基层医疗服务模式的创新——全科医学与中医学的融合［J］．西部中医药，2012，25（4）：91-93．

［33］谢世平，许静．适应新形势的需要培养中医全科医生［J］．中国社会医学杂志，2011，28（6）：383-385．

［34］魏宪纯，周艳丽，韩莹．高等中医院校开设中医类别全科医学专业教育的可行性研究［J］．中国医药导报，2010，7（20）：115-116.

［35］国家心血管病中心．中国心血管病报告2011［J］．护理管理杂志，2012，12（10）：718-718.

［36］戴碧茹．社区健康管理与慢性病控制分析［J］．当代医学，2012，18（29）：25-26.

［37］杨辉，Shane Thomas，Colette Browning，张拓红．从澳大利亚等西方国家全科医学发展史引发的思考［J］．中国全科医学，2007，10（11）：863-866.

［38］王莛，杜娟，郭爱民，等．国内外全科医学专科医师制度探讨［J］．中国卫生人才，2007，3：39.

［39］高境桂．法国的全科医学教育及其借鉴［J］，中国高等医学教育，2000（5）.

［40］全科医学临床与教育，中英全科医疗服务模式的比较与探讨［J］．Clinical Education of General Practice，2011，9（3）：241.

［41］苗蕾，王家骥．关于组建全科服务团队的思考［J］．中国初级卫生保健，2010，24（2）：33-34.

［42］Committee on Health Impact Assessment，National Research Council. Improving Health in the United States: The Role of Health Impact Assessment［J］．2011.

［43］赵文杰，单洁，金立．对完善全科医学教育加快发展社区医疗服务的思考［J］．齐齐哈尔医学院学报，2011，32（20）：3360-3361.

［44］李一明，张志玲，王溯，等．中国和澳大利亚全科医学管理的比较与启示［J］．中国全科医学，2012，15（4）：382-385.

［45］杜文娜，许璐璐．全科医生制度下全科医学教育的思考［J］．黑龙江高教研究，2012，30（4）：69-71.

［46］线福华，路孝琴，吕兆丰．全科医生培养模式及其实施中相关问题的思考［J］．全科医学教育研究，2012，15（8）：2498-2501.

［47］吴军，沈安，陆旻．全科服务团队模式下家庭医生绩效考核的方法探讨［J］．中国全科医学，2011（31）3543-3545.

［48］Roger A，Frederick M，Denise M，et al. The Future of Family Medicine and Implications for Rural Primary Care Physician Supply. 2010.

［49］陈文锋，陈爱芳．美国社区医疗服务体制及对我国社区卫生服务的启示［J］．社区卫生保健，2010，9（4）：237-240.

［50］姜润生，杨玉萍，陈有华，全科医学教育的现状与展望［J］．昆明医学院学报，2009，（8）：5-8.

［51］王丽芬，王建骏，李立强，等．全科医疗服务评估指标体系的建立与应用［J］．中华全科医学 2008，6（12）：1211-1228.

［52］田疆．全科医师队伍发展面临的关键问题［J］．中国卫生人才，2009，10：62-63.

［53］张勘，许铁峰，胡天佐．国外全科医学发展与上海全科医学专科医师制度探索与实践［J］．社区卫生保健，2007，6（3）：153-156.

［54］王岚，杜亚平．中英全科医疗服务模式的比较与探讨［J］．全科医学临床与教育，2011，9（3）：241-245.

［55］祝丽玲，姜志梅，周宪君，等．新医改框架下全科医学人才培养现状与思考［J］．佳木斯大学社会科学学报，2011，29（5）：120-121.

［56］王鹏旭，孙鹂，陈卫强．我国全科医生制度建立和改革要点思考［J］．中华全科医学，2012，10（5）：802-803.

［57］孙宁霞，赵凯．英国全科医疗与初级保健制度初探［J］．中华全科医学，2010，8（12）：1588-1589.

［58］Khazar，TerriersFan，Cydebot. Royal College of General Practitioners［EB/OL］．［2012-02-16］http://en.wikipe-dia.org/wiki/RCGP.

［59］杨秉辉．推开基层卫生队伍的窗口，看全科医学发展的远景［J］．中国全科医学，2010，3（13）：689-691.

［60］［英］莱恩，等著；李鲁，译．医疗卫生服务管理导论［M］．北京：中国人民大学出版社，2012.

撰稿人：方力争　李　鲁　周亚夫

专题报告

全科医学教育与培训发展研究

一、引言

一个医学专业之所以能够称之为独立的"专业"，一个重要的标记就是有其独立的教育体系和培训模式。追溯国外全科医学发展的历史进程，全科医学都是在各国有识之士的努力下，逐步建立了适合自己的独特的教育、培训体系之后才被广泛接受成为独立专科的。对于在我国刚刚起步、业内人士还不太熟悉和了解的全科医学而言，全科医学的教育与培训体系的建立显得尤为重要。

自 20 世纪 80 年代我国引入全科医学概念以来，医学界的有识之士就在我国全科医学教育、培训体系建设工作中不断地努力，取得了很多在专科制度下发展、建立全科医学教育、培训体系的成功经验，为 20 世纪 90 年代我国中华医学会全科医师分会成立——标志着我国全科医学正式被接受为独立专科，做出了卓越贡献。

我国全科医学教育进展主要包括教育体系建设、新理论及新方法的探索、教材及课程建设研究、师资队伍建设等几个主要部分。全科医学培训的发展主要包括我国不同全科医学培训模式的探索以及与国外全科医学培训模式的比较研究。

总之，我国目前已经基本建立了适合我国国情的全科医学教育、培训体系，并且随着全科医学在我国医疗服务体系作用的发挥，借鉴国外先进的教育培训理念，我国全科医学教育、培训会逐步走向国际化、标准化。

二、全科医学教育进展

（一）全科医学教育体系

全科医学在世界各国发展背景大致相同，主要是因为医疗过度专科化，基层医疗人力减少，一般民众缺乏专责照顾的医师以及医疗费用的高涨。而老年化社会与疾病二者转变更是发展全科医学的重要原因之一。为满足一般大众的医疗需求，1969 年美国医学会正式认可全科医学成为专科，并大力推动全科医师训练计划。由欧美开始，全科医学越来越受到重视，1988年中国台湾也将全科医学列为专科。大陆医疗卫生体制改革在近几年如火如荼地进行，要具体实践健全基层医疗卫生服务体系、促进基本公共卫生服务逐步均等化这两项目标，就必须先从提高基层医疗服务的质与量做起，而健全全科医学教育体系以落实全科医师制度则是一个正确且有效的方向。

全科医生主要培训的目的是指导医师成为一个优秀的基层医师以提供社区卫生服务。在健康照护观念上，强调具备生物、心理、社会模式（Bio-Psycho-Social Model）的全科医疗及以患者为中心的理念与态度。教育内容则以基层医疗业务中常见疾病的医疗处理技巧与社区医疗相关知识为范畴，使受训者能具备为民众提供连续性、周全性及协调性健康照护的能力。

在全科医学教育体系的建构部分，主要以医院临床实践训练为主，辅以定期核心课程教学活动。以主题式架构，安排临床训练与服务结合，基本训练时程为三年，训练内容涵盖的领域非常广泛，以整合各种医学相关知识用于患者照顾。此外也特别强调社区医学的训练，注重健康教育及预防保健工作，除了治疗疾病，并延伸其服务内容至疾病预防、社区医疗等对"健康人"的照顾。全科医学教育内容大致可区分为三大主轴：①临床医学课程；②全科医学课程；③社区医学课程。

临床医学课程的训练重点在于强化医师处理基层医疗业务中各科常见疾病的诊疗能力与技巧。疾病诊疗为医师的基本能力，也攸关民众就医质量，因此训练时间最长，约占三分之二总训练时程。受训医师必须在内科、外科、妇产科、小儿科学、急诊、精神科、复健科、皮肤科、耳鼻喉科等规定的必修科别与其他各种临床医学科等选修科轮转，包括各科病房的第一线医疗（Primary Care）及门诊学习。为确保训练成效及质量，明确制定各科最低基本受训时间、训练目标，并设计评估机制。全科医师在各临床学科轮转受训，但学习的重点和一般专科不同，主要聚焦在：①能诊断及治疗基层常见疾病。应能够承担80%～90%以上各科常见症状、常见病和常见问题的预防和诊治，使大多数患病的居民能在基层医疗体系就获得良好的诊治与管理。②掌握转诊至其他专科的时机和指征。能够及时识别或排除少见但可能会威胁患者生命的疾病并正确地转诊患者，以保证患者安全。

全科医学课程的安排至少3～6个月。在其他临床科别主要是学习疾病诊疗的知识与经验，在全科医学的课程，希望能将正确的理念与态度融合于临床诊疗技巧中。训练重点在于强调以病人为中心的诊疗，兼顾生理、心理及社会的照护模式（BPS model），落实以人为本位、家庭为导向、社区为范畴的医疗照顾。内容包括预防医学、卫生教育及营养咨询相关知识与技能。或以特殊人群为主体的医疗照护，例如青少年、妇女、老年、肥胖、国际旅游与运动等知识与技能的培养，以及癌末或重症患者的安宁缓和医疗的理论与实务等。行为科学训练，主要学习评估及处置身心问题的技能，以增进医病关系并引导良好的健康行为。培训方法包括门诊，住院患者照顾，社区家庭访视、居家照护及长期照护机构等。在训练内容中，能应用照护模式，学习整合医疗照护资源，领导医疗团队。在美国，全科医学学生毕业后，医学教育评鉴委员会（ACGME）对全科专科医师训练更规范第一年住院医师需每周一次门诊训练，第二年每周两次，第三年每周三次，三年内合计至少照护 1650 病人次，且第一年时至少达到 150 病人次的标准。

社区医学课程训练重点在于与社区医疗卫生相关之知识与技巧。训练时程 6 ~ 8 个月。学习内容包括社区健康评估，以社区为导向之基层保健医疗以及社区基层医疗及执业管理。此外也必须了解社区医疗照护网络的组识及运作，能充分有效率的利用社区卫生资源。关于社区疫病防治，环境职业卫生也是训练的重点之一。社区医学的训练不能局限于医院，必须到执行社区医疗作业的基层卫生保健单位实地操作学习。

除了三大主轴的临床训练学习，要强化全科医师的素质还必须定期举行核心课程教学活动，以上课或研讨会的方式进行。研讨会的内容，涵盖家庭医学科医师应具备的常见疾病、行为科学、社会科学、预防医学、家庭动态学、环境及职业卫生、生命统计、流行病学、医学信息学、循证医学、研究法等学科。以期能结合理论与实践并加强受训医师临床研究的能力。受训医师轮调各科训练时，都应参与各项课程及研讨活动，并有评估制度。以便实时将所学应用于临床服务训练。

在 2012 年世界家庭医师组织（WONCA）亚太区域会议，全科医学发展愿景的议题中，同意全科医师训练应涵盖的七个角色包括：①基层、个人、预防性、周全性、持续性、协调性照护的全科医学专家；②沟通者；③合作者；④倡议 / 领导者；⑤管理者；⑥医疗专业人员；⑦研究者与教师。全科医师应当具备六项核心能力：①相关医学知识；②问题导向的学习与进展；③医疗执业；④体系下的医疗；⑤专业素养；⑥人际沟通技巧。通过以上训练使全科医师能符合担任第一线医疗（Primary Care），提供以人为本位、家庭为取向、社区为范畴的照护，负起对社区民众全面性的健康照顾的责任。

中国地广而且人口分布不均，全科医学的推广是最合适且有效益的医疗提供模式。对于一些偏远且医疗资源相对不足的地区，以全科医师对疾病广度的处理能力，能解决大部分的医疗问题；对于人口稠密医疗资源丰富的地区，以全科医师为基层医疗配合转诊制度则可以有效利用医疗资源避免浪费。但能成功推广并得到民众信赖在于有足够接受过完整训练且高质量的全科医师。因此建构全科医师教育体制可说是一切的基础。完整的教育体制加上确实的执行教学训练与评核，相信一定能培育出更多优秀的全科医师，为中国医改及医疗服务质量提升带来莫大的助力。

（二）全科医学教育的新理论及新方法

自 20 世纪 80 年代全科医学这一概念引入我国后，我国开始实施全科医疗的试点和研究工作。通过 20 多年的努力，我国已基本实现了初步建立全科医学教育体系的目标，全科医学得到了一定程度的普及和发展。但其教育与培训的总体水平还存在教学思想落后、教学方法陈旧，教学内容滞后、教学手段单一、理论脱离实际等方面问题，全科医学培训尚不能完全适应目前社区卫生服务实际工作的需要。

1946 年美国学者爱德加·戴尔提出了著名的学习金字塔模型，直观展示了不同教学方法的教学效果差异。学习者在 2 周后的知识保留率差异很大，其中传统的理论授课效果最差（仅为 5%），而阅读、视听及演示教学的效果也不理想（分别为 10%、20% 和 30%）。小组讨论、操作实践和立即应用等主动学习的效果最为显著，均在 50% 及以上，甚至可达 90%。因此，传统的临床教学培训方法正受到教师和学习者的质疑，提倡以学习者为中心的主动学习法正逐步在临床医学教育中开展应用。

有调查发现，目前我国全科医师的培训方法还多局限于课堂讲授。这样的培训对于提高理论水平无疑是有帮助的，但是很难实现"理论向技能"的转化，我们的全科教育工作者也认识到了这一点，开始在全科医学教育领域应用一些新的教育方法，包括以问题为导向的教学（problem based learning, PBL）、角色扮演法、团队项目教学法、以病例为中心—问题为基础—社区为导向教学模式（case-centered, problem-based, community oriented teaching model, CPC）、四阶梯教学法、能力本位教育等。

PBL 教学时先将学生分组，讨论时，先以病例为引导，让学生自己发现问题、提出问题，根据问题再次和患者及其家属交流，进一步收集临床资料，并查阅相关文献，针对问题进行学习和总结，最后写出某一问题的综述。与传统教学法比较，PBL 教学具有更强的提高学习者主动性和积极性的作用，能够促使学生利用多种途径去获取全科医学的知识，课堂上更具有主动性和活跃的思想，使教学气氛更加活跃，产生比较好的课堂效果。

角色扮演教学法是利用表演和想象创造情景，以启发学生对自己和他人行为、信念和价值认识的一种教学方法，曾在肾透析和肾移植教学中取得了良好的教学效果。在实施角色扮演教学过程中，主要有角色扮演案例准备、分组准备脚本、角色扮演实施及点评这样几个环节。该方法可弥补传统理论教学方法中学生单纯处于被动接受的不足，还可浓缩授课内容，调动学生学习兴趣，锻炼学生的创造性思维及语言表达能力。

团队项目教学法以团队学习为核心，以能力培养为目标，以课程项目为驱动，强调对学生知识、素质与能力的三维培养，能有效培养学生的团队合作与综合实践能力。通过组建团队、制定规则、项目制订、情境创设、项目探究、成果展示、总结评比等步骤进行教学，强调发展学生解决实际问题的专业技能与综合能力。

朱华栋等尝试使用"理论授课、模拟教学、临床带教和独立实习"四阶梯教学法对21 名全科医师进行急诊科知识的培训。该项目的理论授课采用课堂讲解方式；模拟培训以急诊科模型和标准化患者作为培训工具，由专人指导；临床带教则以真实病例和现场观摩等方法，并由带教住院医师现场讲授和解答。于授课前后进行考核，并对考核情况进行分析。授课技能实行学员现场讲授、考官评审的方法进行评估。最终结果显示，通过"四阶梯"教学模式，接受培训的医师具备了更好的理论联系实践的能力。

齐殿军等提出"以病例为中心、问题为基础、社区为导向"医学本科生全科医学课程教学模式（case-centered, problem-based, community oriented teaching model, CPC），该模式综合运用多种方法于课堂教学、临床、社区实践、第二课堂、网络平台等资源，拓展学生知识面，培养学生自学能力和实践能力。学生普遍认为该教学模式激发了对全科医学的学习兴趣，加深了对全科医学和社区卫生服务的理解，提高解决实际问题的能力、批判性思維能力和臨床思維能力。

陸永良等採用"能力本位教育"理念，對農村社區全科醫學人才的"社區綜合衛生服務能力"進行培訓。該研究根據其與社區衛生服務崗位關系的不同，將社區綜合衛生服務能力分為基本能力、核心能力和發展能力三類進行有針對性的培養，取得了較好的效果。

除了教學方法的改革之外，我國的全科醫學考核評估方法亦有人進行了改革嘗試。1990年Miller提出能力金字塔的概念，把臨床醫學教學分為知識記憶、知識整合、知識轉化和知識應用4個階段。每個階段均有其相對應的考核與評估方法。知識記憶階段主要採用傳統的方法進行醫學知識測試，包括簡答題、訓練期中測試等；知識整合階段多採用模擬臨床情境的測試方法，如病案討論、口試、多重選擇題筆試等；知識轉化階段強調臨床能力的評估，目前國內在迷你臨床演練評估（Mini-CEX）、臨床操作技能評估（DOPS）、客觀結構臨床測試（OSCE）考核方法的效果都有報道，知識應用階段則多選用實際工作表現的評價方法，如學習歷程記錄、導師評議、360度評估、醫學記錄審查等。但總體上，全科教學評估還處於零星嘗試階段。

目前我國的全科醫學教學和評估仍處於起步階段。需要更廣泛和深入的應用與臨床實踐緊密結合的新方法，並採取相應的評估方式，確實提高全科醫師的臨床能力，培養真正讓老百姓信賴的健康守門人。

（三）全科醫學教材及課程建設研究

全科醫學教育與培訓的發展離不開教材的編撰和課程建設，教材是學科發展基礎，課程建設是實現全科醫學教育的重要手段。隨著各級衛生行政部門對全科醫學教育的重視，2011年，由衛生部教材辦公室委託編寫、人民衛生出版社發行的《全科醫生轉崗培訓系列教材》和《全科醫生規範化培訓規劃教材》相繼出版，為各類全科醫學教育提供了國家統編教材。全科醫學教育課程也在不斷完善，並隨著培訓教材的內容調整，各地的全科醫學課程設計也各具特色，促進了我國全科醫學教育的發展。

1.教材及課程建設發展沿革

我國全科醫學教育可分為醫學院教育、畢業後醫學教育和全科醫生崗位培訓。

（1）醫學院校教育

我國醫學院校的全科醫學教育始於20世紀末，隨著全科醫學的發展，目前已有超過85所醫學院校設立了全科醫學專業，其教材和課程建設的發展呈現出多層次、多種類和逐步完善的特點。

以臨床醫學專業的全科醫學基礎教材為例，由衛生部規劃、人民衛生出版社出版的就包括供本科使用的《全科醫學概論》（楊秉輝主編）、供高職高專使用的《全科醫學導論》（路孝琴主編）、供中醫使用的《中西醫全科醫學導論》（姜建國主編）和供成人學歷教育使用的《全科醫學概論》（崔樹起主編）等。此外，還有許多是各省市衛生教育部門組織编撰，或是面向护理等其他专业的。目前，由杨秉辉教授主编的《全科医学概论》是我国最权威、使用最广泛的全科医学教材，该书第 2 版还获得卫生部"2005 年全国高等学校医药优秀教材"二等奖。近年来，由国内学者翻译的国外全科医学经典著作，正逐步成为我国全科医学教材的有力补充。

以《全科医学概论》为核心，逐步形成包括医患沟通技巧、社区预防与保健、社区卫生服务管理等相关内容相互支撑的全科医学教材体系，采用形式多样的教学方法促进理论与实践的结合，是我国全科医学课程建设的主要成果。例如，2002 年复旦大学上海医学院全科医学系在国内率先开设了针对临床医学专业本科生的《全科医学概论》及《医患交流技巧》课程，全部由临床一线的全科师资负责授课。其中《全科医学概论》在使用双语教学、PBL 等方法进行理论授课的同时，还安排学生进行社区实践，通过对社区卫生服务中心和全科医生日常工作的实地观察，加深其对全科医学基本理念的感性认识。而《医患交流技巧》则使用案例分析、角色扮演等教学方法，着重培养学生在临床环境中的沟通能力。

（2）毕业后医学教育

在我国全科医学的毕业后医学教育又称之为全科医生规范化培训，自 2000 年复旦大学附属中山医院全科医学科率先试点以来，全国已有多个省市加以推广，但其教材和课程建设尚有待完善。试点之初，由于缺乏统一的培训大纲，各培训基地大多自行确定培训内容，教材选择上也较为凌乱。虽然共用本科生全科教材或借用其他相关专业已有教材是常用的做法，但这也导致无法体现毕业后医学教育的特色。2011 年卫生部组织编写了全科医生规范化培训规划教材，包括《全科医学》《全科医生临床实践》《全科医生基层实践》《全科医生科研方法》《全科医生临床技能操作训练》《全科医生规范化培训——师资培训手册》共 6 本。该套教材以满足临床实际需要为出发点，初步建立了全科医学毕业后医学教育教材体系。2012 年卫生部印发了《全科医生规范化培养标准（试行）》，统一了全科医生规范化培养的内容、方式和要求，将有力推动相关的课程建设。

（3）全科医生岗位培训教育

全科医生岗位培训，早在 2000 年，东部的上海、江浙等地已陆续开展，现已基本完成，近两年我国的全科医生岗位培训重点在中西部。2011 年 1 月，中央专项资金将向 22 个中西部地区省份投入 8720 万元，进行全科医生转岗培训。卫生部发布《2010 年中西部地区全科医生转岗培训项目管理方案》，要求通过为期 1 ~ 2 年的培训，为中西部地区培养 11683 名全科医生。在课程设计上包括理论学习和临床实践两个部分，理论学习一般是 600 学时，临床实践为三个月到半年，又分为临床专科实践和社区实践。完成全部课程，经考核通过后给予全科医生岗位培训合格证书。

理论学习。2011 年以前，各地开展的全科医生岗位培训教材多为自行制定和采用，主要科目有全科医学概论、医学心理学与精神卫生、物理诊断与常见症状鉴别诊断、内科学、外科学、妇产科与妇女保健、儿科与儿童保健、老年医学、社区预防、急诊与急救、社区康复医学等。师资主要是各省市医学高校的老师，形式上采用集中授课。2011 年，由卫生部集中编写了《全科医生转岗培训系列教材》，实现了国内全科医学教育教材的统一，主要课程科目有全科医学理论与实务、全科医生基层实践、全科医生临床能力培养、全科医生手册、全科医生练习题集等。

临床实践。临床实践基地分为二三级医疗机构和社区卫生服务中心两种形式，两种实践基地分别由各地方进行审核批准，师资来源于各实践基地，社区师资须取得省市级的全科医学师资培训证书。采用"导师制"和"一对一"的带教形式。

2. 教材及课程建设面临的挑战

自 2010 年以后的全科医学教育，从教材到课程都有了进一步的规范，建立了国家级的统编教材。各地的课程设计也都覆盖了理论和实践两部分。尤其经过全科医生规范化培养出来的学员，综合素质较高，成为社区卫生服务中心的业务骨干。但全国各地的全科医学教育水平和覆盖还有较大差异。中西部还是以加强全科医生岗位培训为主，东部地区全科医生规范化培养已步入正轨，但东部地区的全科医生规范化培训数量还有较大缺口，在突出实践能力培养上还要进一步加强。课程建设上，要进一步加强师资、教学内容、教学条件、教学手段等方面的创新，形成理论、实验、实训、实习为一体的课程体系，根据专业培养目标和能力要求，妥善处理好基础医学课程、临床医学课程、预防与行为医学课程、人文社会科学课程、全科医学理论与实践课程内容的比例和衔接，实现课程体系的优化组合，深化课程改革使课程更符合全科医生教育的内在规律。着力打造具有示范和辐射作用的精品课程，使课程体系、教学内容和教学方法适应高素质全科人才培养的需要，提高教育质量和教学水平。

（四）全科医学师资队伍建设

全科医师是初级卫生保健的最佳提供者，其综合素质的高低直接影响基层医疗卫生服务的质量。建立一支高素质的全科师资队伍，是培养全科医学人才的重要保障。

1. 全科医学师资的基本类型

目前全科医学的师资基本按照教学基地类型划分为临床基地师资及社区基地师资。

临床基地师资主要由高等医学院校附属教学医院的临床专科医师担任，承担全科住院医师的专科培训任务，以临床知识、技能培训为主，培养全科医师处理常见健康问题和急症的能力。

社区带教师资由社区教学基地中从事全科医疗工作的临床医师担任，对于构建全科医师的基本职能（包括基层医疗、预防医学、行为医学和社区医学等）具有重要意义。

还有些涉及全科医学的理论课程分别由其他专科教师承担，如预防医学、康复医学、卫生统计学、流行病学等，有些地方把全科医学概论的部分也交给公共卫生的教师承担。

2. 国内外全科医学师资的比较分析

一些发达国家诸如英国、澳大利亚等有一套严格的全科师资认证标准，其师资类型虽和我国基本相同，但在师资构成及发展方面存在较大差异。

澳大利亚全科师资必须满足地方（州）医学委员会医生注册和医疗保险委员会的全科医生职业认可条件，且由经过教学理论和实践培训的优秀的全科医生担任。学员在社区实践的第一年对师资的要求尤其高：师资至少需要有相当于四年全职的全科医学服务经历、至少有12个月的参与教学经历、通读指定的全科医学教材，每周有固定的时间与学员面对面讨论等。

英国90%以上的大学都有全科医学系，并建立了全科诊所带教师资格认证制度。全科诊所的带教模式类似于"学徒制"，一对一授课，同时结合小组讨论、随机案例讨论和主题讨论，且有一套比较全面的师资评价反馈体系。同一地区的师资之间每年会有三、四次的教学会议交流，分享授课方法、课程制定与考核、培训中存在的问题等。

我国全科医学师资队伍建设起步较迟，目前尚未建立统一的师资准入标准和资格认证制度。2003年卫生部全科医学培训中心对其中心师资培训班的部分学员及全国推荐的全科医学教育师资的调查显示：临床基地带教师资的学历水平较高，本科及本科以上达到88%；社区带教师资的学历水平以大专为主，基本来源于经过岗位培训的基层医生。

我国全科医学临床基地全科师资虽然具有较高的学术地位，但往往处于专科理论体系中，大多未接受过有关全科医学基本理论、方法以及全科医师带教重点、内容、方式等培训。社区基地师资存在年龄老化严重、自身学历低、缺乏系统理论知识，没有教育理论和方法训练等问题。

我国目前的全科师资培训工作处于起步和探索阶段，在师资准入标准、培训模式、评估方法等均未形成统一体系。

3. 我国全科医学师资队伍建设进展

（1）师资准入标准

上海等地近年在全科师资准入标准方面进行了一些探索，但尚缺乏统一标准，也缺乏针对全科医学教学能力的评估方法。2005年北京首都医科大学从基本学历、执业年限、专业技术职称等方面对我国全科医学师资准入要素进行了研究。2011年，上海复旦大学附属中山医院借鉴国外和我国台湾、香港地区全科教学师资标准，采用德尔菲专家咨询法，遴选上海市从事全科医疗、教学、行政管理和公共卫生事业的相关专家，建立了全科住院医师规范化培训临床和社区教学基地师资教学能力的评价指标体系。2013年，拟在此基础上构建全科临床和社区师资的准入标准，规范全科带教师资的选拔标准，统一带教水平，保障全科医师培训质量，为上海市乃至全国全科师资培训的普及明确培训方向和内容；与此同时，为政府相关部门提供决策参考，并为下一步的全科师资资格再认证奠定基础。

（2）师资培训教材的统一

为了进一步规范全科师资培训，人民卫生出版社组织全科专家编写的培训教材《全科医学师资培训教学指导》于 2013 年出版。其内容包括全科医学概述、全科医学师资的类别及其角色定位（如何使专科医师的教师转变为全科医师的教师）、教学形式（临床实践教学法、临床小讲课或专题讲座、临床教学查房、病例讨论与专家会诊、临床技能教学、基层实践）、教学方法与教学手段、教学评价、教学管理等。

（3）师资培训课程体系的建设

课程体系的建设包括培训目标、内容和适宜方法。目前，除卫生部全科医学培训中心，全国 20 个省（自治区、直辖市）均开展了全科医学师资培训以及临床和社区教学基地的建设工作。有 12 个省（自治区、直辖市）的 16 所高等医学院校建立了全科医学系，开展医学本科生的全科医学教育，逐步完善全科医学课程体系的建设，并在此过程中培养高素质的全科师资队伍。同时，这些院系还大多承担全科医学的成人高等教育以及继续教育培训，进行临床和社区基地带教老师的指导工作。作为临床师资的专科医生必须经过相应的全科理论培训；社区师资则要加强适宜技术的应用培训，更要加强教学方法、教学能力和教学技巧的训练。

2006 年上海市全科医师师资培训中心成立，在师资培训方面进行了多角度多层次的师资培训，积累了丰富经验。该中心突破既往以知识和技能掌握为中心的培训模式，转为以受训者综合能力的提高为重点，充分体现实用性、针对性的原则。培训内容贯穿全科医学理念、临床预防与健康促进等社区适宜技术和能力，在提高社区全科师资临床能力的同时，还进行了有针对性的医学教学方法方面的训练。同时，针对临床基地师资主要以强化全科医学理念为主要内容进行培训。

浙江省主要针对在乡镇（街道）社区卫生服务中心工作的主治及以上职称的执业医师进行师资培训，也取得了一定经验。

概言之，师资队伍建设是全科医学学科建设的重要基础，只有加强师资教育，建立和培养一支学术水平较高、结构合理、有志于全科教学的师资队伍，才能保障全科医师人才培养，保证全科医学学科的健康、持续发展。

三、全科医生培训发展

（一）我国全科医生培训现状

我国于 20 世纪 80 年代后期正式引入全科医学的概念，1989 年第一个全科医学教育培训机构——首都医科大学全科医生培训中心成立。1994 年复旦大学附属中山医院全科医学科成立，开始了在临床医学领域探索全科医生培养的道路。

1. 全科医生培训主要相关政策

1997 年 1 月中共中央、国务院发布《中共中央、国务院关于卫生改革与发展的决定》，明确提出要"加快发展全科医学、培养全科医生"。该政策的出台为我国全面推进全科医生培养提供了一个有利的契机。1999 年 12 月卫生部召开全国全科医学教育工作会议，标志着全科医学教育工作正式启动。2000 年卫生部颁发《关于发展全科医学教育的意见》《全科医师岗位培训大纲》《全科医师规范化培训试行办法》《全科医师规范化培训大纲（试行）》，就我国全科医生培养提出了指导意见和培训目标。

2011 年 7 月《国务院关于建立全科医生指导意见》（下简称《指导意见》）颁布，提出"要逐步建立统一规范的全科医生培养制度"，规范全科医生培养模式，将全科医生培养逐步规范为"5+3"模式，即先接受 5 年的临床医学（含中医学）本科教育，再接受 3 年的全科医生规范化培训；在过渡期内，3 年的全科医生规范化培训可采用"毕业后规范化培训"和"临床医学研究生教育"两种方式；统一全科医生规范化培训方法和内容；规范参加全科医生规范化培训人员管理，统一全科医生的执业准入条件，统一全科医学专业学位授予标准。《指导意见》中还提出，在过渡期内可采用"3+2"模式和转岗培训来培养全科医生，以适应社区居民的服务需求。《指导意见》进一步规范了我国的全科医生培养道路，推动了我国大陆的全科医生培养进程。

2. 我国全科医生培养

自 2000 年卫生部颁发上述关于全科医生培养的各项文件以来，我国陆续开展了全科医生规范化培训、全科医生转岗培训和全科医生专业研究生培训等项目。

2012 年卫生部、教育部等联合颁发《全科医生规范化培养标准》和《助理全科医生培养标准》，明确今后我国主要通过三个项目来培训全科医生，即全科医生规范化培训（即"5+3"培训项目）、全科医生转岗培训、助理全科医生培训。

（1）全科医生规范化培训

全科医生规范化培训是培养高质量全科医生的主要途径，是毕业后全科医学教育的主要模式。5 年制临床医学专业医学生毕业后进入 3 年的全科医生规范化培训项目，即全科医生"5+3"培训项目。该项目由卫生行政部门主管，学员为医学院临床医学专业应届毕业生，或是在社区卫生服务中心工作 1 ～ 2 年的医生，由所在单位派出进行学习。

2012 年 7 月，卫生部、教育部近日联合印发《全科医生规范化培养标准（试行）》，明确了"5+3"模式（5 年临床医学本科教育 +3 年全科医生规范化培养）下全科医生规范化培养的方式、时间、内容及各项具体要求。

培训目标：为基层医疗卫生机构培养具有高尚职业道德和良好专业素质，掌握专业知识和技能，能独立开展工作，以人为中心、以维护和促进健康为目标，向个人、家庭与社区居民提供综合性、协调性、连续性的基本医疗保健服务的合格全科医生。

培训年限和方式：全科医生规范化培训年限为 3 年（实际培训时间不少于 33 个月）。

因特殊情况不能按期完成培训任务者，允许申请延长年限。其中，临床科室轮转培训时间 27 个月，在国家认定的培养基地内接受临床基本技能训练，并学习相关专业理论知识，基层实践培训 6 个月，主要在基层医疗卫生机构与专业公共卫生机构完成，接受全科医疗服务、预防保健与公共卫生服务、基层医疗卫生管理等技能训练。培训突出强临床、懂公卫、宽基础、重实践的特点。

全科医生规范化培训以提高临床和公共卫生实践能力为主，以住院医生的身份在国家指定的全科医生规范化培训基地的相关临床科室和基层实践基地进行轮转培训，具体时间安排见表 1。培训具体内容和要求见 2012 年卫生部和教育部联合颁发的《全科医生规范化培养标准（试行）》。

表 1　全科医生规范化培训项目安排

培训方式	具体科室	时间分配（月）
临床科室轮转培训（合计 27 个月）	内科	12
	神经内科	2
	儿科	2
	外科	2
	妇产科	1
	急诊医学科	3.5
	皮肤科	0.5
	眼科	0.5
	耳鼻咽喉科	0.5
	传染科	0.5
	精神科	1
	康复医学科	0.5
	中医科	0.5
	选修科室	0.5
基层实践培训（合计 6 个月）	基层实践基地	6

（2）全科医生转岗培训

2010 年卫生部办公厅印发《基层医疗卫生机构全科医生转岗培训大纲（试行）》，我国开始以"基层医疗卫生机构全科医生转岗培训"替代以往的全科医生岗位培训（600 学时的培训项目）和全科医生骨干培训（10 个月的脱产培训项目）。

培训目标：以全科医学理论为基础，以基层医疗卫生服务需求为导向，以提高全科医生综合服务能力为目标，通过较为系统的全科医学相关理论和实践技能培训，培养学员热爱基层医疗卫生服务事业、建立连续性医疗保健意识、掌握全科医疗工作方式，全面提高城乡基层医生的基本医疗和公共卫生服务能力，以达到全科医生岗位的基本要求。

培训对象：在基层医疗卫生机构中从事医疗工作、尚未达到全科医生转岗培训合格要求的临床执业（助理）医生。

培训时间和方式：培训时间不少于12个月，其中理论培训不少于1个月（160学时），临床培训不少于10个月，基层实践培训不少于1个月，全部培训内容在1~2年内完成。培训方式采取按需分程、必修与选修相结合，具体可采用集中、分段或远程式理论培训、科室轮转、基层实践等形式。

培训内容及要求：培训内容分为理论培训、临床培训和基层实践培训三部分，具体内容和要求可参见卫生部网站的《基层医疗卫生机构全科医生转岗培训大纲》。

（3）助理全科医生培训

指临床医学专业3年制专科毕业后，进入2年的助理全科医生培训，又称为全科医生"3+2"培训项目。该项目是为贯彻落实《国务院关于建立全科医生制度的指导意见》，做好经济欠发达的农村地区助理全科医生培训工作，提升农村基层卫生人才队伍综合服务能力，由卫生部、教育部联合组织制定并颁布的。

培训对象：临床医学专业3年制专科毕业后，拟在或已经在农村基层医疗卫生机构从事全科医疗工作的人员。

培训目标：具有全科医学理念，掌握临床医学的基本理论、基本知识和基本技能以及公共卫生的相关知识和技能；熟悉全科医学的诊疗思维模式，能够运用全科医学的基本理论和原则指导医疗卫生实践；具有对农村常见病、多发病的基本诊疗能力、预防保健工作能力；具有良好的医患沟通能力，以维护和促进健康为目标，向个人、家庭和农村社区提供以需求为导向的综合性、协调性、连续性的基本医疗和预防保健服务。

培训时间：助理全科医生培训年限为2年（共104周），其中临床培训82周，安排在认定的临床培训基地进行；基层实践16周，安排在认定的基层实践基地进行；理论和综合素质课程采取集中与分散相结合的方式进行，集中理论授课2周，综合素质课程穿插在临床培训、基层实践过程中进行；综合考试考核与结业1周，机动3周（基地可结合本地特点自行安排，如执业助理医生考前强化训练或由学员自选科室学习等）。因特殊情况不能按期完成培训任务者，允许申请延长培训年限，但原则上不超过1年。

培训方式：培训需在省级有关部门认定的全科医生培训基地进行，包括临床培训基地（以有条件的二级综合医院为主）和基层实践基地（有条件的乡镇卫生院、社区卫生服务中心和专业公共卫生机构）；培训过程中综合素质和职业相关能力培训课程可由有关高等医学院校承担。培训全程实行指导教师制，注重临床轮转和基层实践的实际效果。在带教师资的指导下，临床轮转阶段加强常见疾病诊疗思维的培养和诊疗技能的培训；基层实践阶段突出临床各科所学理论课程相关知识和技能的整合与应用，以及国家基本公共卫生服务相关内容的实践操作。全科医学基本理论、全科医生职业理念和综合素质培养采取集中授课、讲座和见习等形式进行，其他均分散安排在临床培训与基层实践阶段穿插进行，使全科医学理论与实践紧密融合。

培训内容及要求：培训由临床培训、基层实践、全科医学基本理论课程三部分组成。具体内容可参见卫生部科、教育部网站发布的《助理全科医生培养标准（试行）》。

（4）全科医学研究生教育

全科医学为临床二级学科，根据国务院学位办文件规定，凡具有临床医学一级博士学位授权，可以自主设置二级学科的精神，部分院校设立了全科医学博硕士授予点。目前国内全科医学研究生教育分为科学学位研究生教育，主要以研究能力培养为主以及专业学位研究生教育，主要以培养学员在社区环境下的临床工作能力。其内容和途径与全科医生规范化培训完全一致，学员需通过研究生主管部门要求的国家统一考试才能进入该培训项目。

2003 年，复旦大学通过自设"全科医学"二级学科，成为全国最早在"全科医学"领域探索研究生学历学位教育的医学院校，培养方案也构成了 2010 年"住院医师规范化培养与临床医学硕士专业学位（全科医学领域）结合"的高水平临床医学人才培养模式的雏形。2010 年 10 月上海市启动了教育部批准实施的"上海市临床医学硕士专业学位教育与住院医师规范化培训结合"改革项目，全面实施"5+3"住院医师规范化培养与临床医学专业学位相结合的全科医学领域招生和培养试点工作。

首先，研究生招生和住院医师招录相结合。在教育部《2011 年招收专业学位硕士研究生类别、领域名称代码》中，临床医学专业学位类别下还没有设置"全科医学领域"，因此，上海市在实施临床医学硕士专业学位研究生（住院医师）改革项目时，通过挂靠"内科学领域（中医内科）"招收"全科医学（中医全科）"专业学位硕士（住院医师），参加上海市"全科医学科"和"中医全科"培训基地的住院医师规范化培训。

其次，研究生培养过程和住院医师规范化培训相结合。在课程设置上，根据上海市住院医师规范化培训标准细则要求，全科医学硕士专业学位研究生（住院医师）的课程学习实行学分制，由政治理论课程、英语课程、专业基础课程及专业理论课程三部分组成（见表 2）。政治理论课程、英语课程和专业基础理论课程以上海市统一组织的网络课程学习

表 2　上海市"全科医学领域"专业硕士（住院医师）的课程设置

课程类别	课程名称及学分
公共基础课程（6 学分）	政治理论（3 学分） 1. 中国特色社会主义理论与实践研究（2 学分） 2. 自然辩证法概论（1 学分）
	英语（3 学分）
专业基础课程（7 学分） （规范化培训公共科目）	临床思维与人际沟通（1 学分）
	预防医学与公共卫生（1 学分）
	重点传染病防治知识（3 学分）
	有关法律法规（1 学分）
	循证医学（1 学分）
专业理论课程（6 学分）	全科医学概论（2 学分）
	社区预防保健和社区卫生服务管理（2 学分）
	实用卫生统计与流行病学原理与方法（2 学分）

为主；研究生入学后通过参加学校英语水平测试，成绩合格者可以免修英语课程并直接获得相应学分；专业理论课程由各培训医院组织施教，采取专题讲座、病例分析、学科前沿进展等多种方式进行，并在临床轮转过程中完成。

在临床轮转和社区卫生实践中，"全科医学领域"专业硕士进入培训医院后的临床轮转按照《上海市住院医师临床轮转登记手册》和《上海市临床医学硕士专业学位研究生（住院医师）培养手册》的要求实施与审核（见表3）。

表3 上海市"全科医学领域"专业硕士（住院医师）的培训内容

学 年	时 间	培训内容及时间安排	
第一年	课程学习（2个月）		
	临床科室轮转（10个月）	内 科	10个月
第二年	课程学习（1个月）		
	临床科室轮转（11个月）	急诊科	2个月
		内 科	2个月
		儿 科	3个月
		外 科	2个月
		妇产科	1个月
		传染科	1个月
第三年	临床科室轮转（4个月）	皮肤科	1个月
		精神科	1个月
		康复科	1个月
		耳鼻咽喉科	0.5个月
		眼 科	0.5个月
	临床科室选修（1个月）	可以选修的科室为影像科、中医科等	每科室0.5～1个月
	社区卫生实践（7个月）	完成培训细则要求和毕业论文	7个月

最后，专业学位授予标准与临床医师准入标准相结合。"全科医学领域"硕士专业学位研究生完成课程学习，成绩合格；取得《执业医师资格证书》；完成住院医师规范化培训所规定的临床轮转和社区卫生实践，通过各培训单位按照规范化培训考核要求的各阶段临床能力考核（包括各科出科考核、年度考核和结业综合考核），取得《上海市住院医师规范化培训合格证书》；完成学位论文并通过论文答辩可以获得硕士研究生毕业证书，经过学位委员会评定，达到授予临床医学专业学位授予标准者可以获得临床医学（全科医学领域）硕士专业学位证书。实现了研究生招生和全科住院医师招录相结合、研究生培养过程和全科住院医师规范化培训相结合、专业学位授予标准与全科医师准入制度相结合的创新，为全科医学人才培养提供了有效途径。

（5）全科医生继续医学教育

卫生部颁发的《关于发展全科医学教育的意见》指出，对具有中级及以上专业技术职务的全科医生，应采用多种形式开展以学习新理论、新知识、新方法和新技术为主要内容的继续医学教育，使其适应医学科学的发展，不断提高技术水平和服务质量。形式多样，包括学术讲座、病例讨论、学术会议、培训班、进修、撰写论文和专著等，卫生部规定继续医学教育采取学分制，在规定时间内完成规定的学分即认为完成继续教育。

2012年上海市对于全科医生的继续教育进行的探索。上海市卫生局、上海市医药卫生发展基金会设立"上海青年医师培养资助计划"其中包括全科医生，计划每年100名，连续三年。该培养计划实行"导师制"。每位全科医生由一名三级教学医院的专科或全科医生，以及一位社区副主任及以上年资的医生为导师，指导青年医师在培养期间开展医、教、研、防等工作。

（二）国内外全科医师培训的比较

本专题就目前全科医学的教育模式、培训管理及资格鉴定等方面将我国全科医学起步20年以来的情况与美国、英国、澳大利亚等国家进行比较。为我国今后的全科培训提供文献基础，完善我国的全科医师培训工作。

1. 国外全科教育及培训概况

（1）美国

20世纪60年代全科医学的出现在美国被誉为"美国医学翻天覆地的革命"。美国的住院医师培训项目为"4+4+3"模式，即高中毕业后先进行4年的医学预科学习，加4年医学院校学习，然后再接受3年的全科毕业后培训项目，最后通过家庭医师协会的考试才能够获得家庭医师行医资格。成为家庭医生后每年需要参加继续教育项目，每3年必须修够150学分，每6年进行全科医生资格的再认证。

（2）英国

英国被认为拥有欧洲最大的公费医疗机构和世界最好的医疗服务体系之一。它的公费医疗的成功在于以下4点：制度与运行模式的完善；培养体系的健全；良好的职业发展方向、环境与待遇；全科医学的不断发展与革新。

在英国的全科医师培养历程采用5+2+3+X模式。"5"指高中毕业后5年的临床医学本科教育，如果拥有学士学位仅需4年；"2"指取得医师资格后，需经过2年临床基础训练；"3"指需经过3年的全科职业化培训项目，通过英国医学总会考试才能注册全科医生，3年的全科培训包括至少1年的社区诊所培训，2年医院内涵盖儿科、内科、老年科、妇科或产科、精神科、意外伤害科之内的2个专业医院内轮转；"X"指成为全科医生后的个人职业兴趣的专业进修，也可选择3～4年的学术类全科医学教育，获得博士学位，取得学术类全科医师资格。正是由于其严格的培训，英国的全科医生被称为医学生中的精英。

（3）澳大利亚

澳大利亚约有 15 所医学院在本科阶段开设 6 ~ 8 周的全科医学课程，这些院校的所有医学生毕业前夕需参加时间不等的城市和乡村全科医生实习。澳大利亚毕业后全科医师职业培训项目由 12 个月的综合性医院培训，在内科、外科、妇科、儿科等科室轮转；18个月的全科医学岗位培训，涉及全科医疗、社区卫生、预防保健等内容；6 个月的扩展技能培训，可在全科诊所或医院里进行一些特殊技培训等内容组成。针对农村地区的全科医师职业训练项目中还增加麻醉、急救、土著人疾病、诊疗器械等知识技能培训。完成培训后，通过皇家全科医生协会（RACGP）组织的考试方可作为全科医生独立行医。自 1987年起 RACGP 组织继续医学教育，2008 年推出质量保障和持续职业发展项目，以完善全科医生的继续教育。

2. 国内全科教育及培训概况

自 20 世纪 80 年代末全科医学引入我国大陆至今，全科医学教育体系初步建立。我国全科医生的培训主要包括学历教育、毕业后教育（全科医师规范化培训）、岗位培训、继续教育等模式。

卫生部已经明确全科医学培训为毕业后培训，医学院校可以开设全科医学有关课程作为本科必修或者选修课，但不再认可全科医学本科生学历教育。目前我国国内仅有首都医科大学、浙江医科大学、复旦大学上海医学院等 5 所高校培养全科医学硕士，在过渡阶段，专业型全科医学研究生的培养与全科医生规范化培养接轨，两者并行。

全科医师毕业后教育，即全科医师规范化培训是全科医学教育体系的核心。我国全科医师毕业后教育为 "5+3" 模式，"5" 是指先接受 5 年的临床医学（含中医学）本科教育，"3" 是指 3 年的全科医生规范化培养。

同时目前开展的还有针对基层在岗医生进行的岗位、转岗培训，对符合条件的基层在岗执业医师或执业助理医师，按需进行 1 ~ 2 年的转岗培训，成为全科医师或助理全科医师；对到经济欠发达的农村地区工作的 3 年制医学专科毕业生，可在国家认定的培养基地经过临床技能和公共卫生培训合格并取得执业助理医师资格后，注册为助理全科医师，即"3+2" 模式。

全科医生的规范化培训由 27 个月的综合医院的临床科室轮转、7 个月的社区培训基地轮转，2 个月的全科基本理论与职业素质培养课程集中授课构成。

继续教育和师资培训方面，则是根据各省市自身情况设定，目前尚无统一规范。

此外，上海市卫生局依托复旦大学上海医学院成立上海市全科医学师资培训中心，定期对临床基地和社区基地的带教师资、管理干部和行政领导进行培训，并着手制定全科医学师资标准。

中国港台地区的全科医学相对发展比较成熟，一般在医学院校均设有家庭医学系，用5 ~ 7 年培养家庭医学系毕业生，规范化培训时间约 3 ~ 4 年，每 3 ~ 6 年进行"全科医师资格再认定"。

3. 国内外全科培训的比较

在培训方式方面，国外比较单一，就是针对医学本科生的毕业后培训项目。我国根据不同的培训对象分别有岗位培训、规范化培训等。在培训内容侧重点方面，西方国家逐步由以时间为基础的培训模式过渡到以效果为基础的培训模式，我国目前的培训均是以培训时间为基础的模式，强调每个部分的轮转时间。在培训师资方面，国外的全科师资兼具学术及临床两种能力，我国全科师资存在社区师资临床、教学能力薄弱，三级医院师资对全科医学不了解的问题。在培训考核上，西方国家已经建立了各自的国家级全科专业认证体系，我国各地区，甚至个培训机构之间尚缺乏统一的考核与评估标准。

虽然我国目前的全科培训与教育经历近20年的发展，已经取得了一些进步，但与美国、英国、澳大利亚和中国港台地区相比，还有许多差距。目前的全科医师培训在国内各个地区的发展尚不平衡，培训领域还有许多方面如培训及师资准入标准、考核及评估方法、全科继续教育等有待于完善。

四、本学科发展趋势及展望

（一）全科医学教育发展前景

1. 全科医学将成为我国新医改的重要基础

国际经验表明，在医疗卫生体制的改革中，一个完善的医疗制度的建立依赖于一个有序、有效的初级卫生服务。建立这种有序有效率的服务体系，难以通过行政化的强制手段予以实现，需要通过权益交换的方式使百姓放弃自主选择的权利。实现权益交换要通过家庭医生为区域内居民提供个性化、针对性、有效性的服务，这种服务的提供需要全科医学予以支持，将会促使全科医学成为未来新医改的重要基础。

2. 全科医学将会帮助构建完整的服务体系

随着有序、有效的医疗卫生服务体系的建立，全科医学的理念将会从社区卫生服务中心贯穿至二、三级医院。通过构建社区卫生服务中心和公立医院之间的区域性医疗联盟，共同建立一个协同合作模式，开展双向转诊服务，进行全科医学的教学科研合作，搭建一个自下而上连续畅通的全科医学服务体系。另外，建立健全家庭医生制度对全科医学的发展提出了要求，同时全科医学学科的发展也对家庭医生制度的建设提供了基础和发展的可能。随着家庭医生制度的开展实施，全科医学要围绕改革的方向进行调整和建设，确保"强基层"的医改目标得以实现。

在实行过程中，很多地方正在谨慎考虑在三级医院设全科医学科的问题。根据现在的设计，3年的本科毕业后规范化培训过程包括三级医院的专科轮转与社区实践。然而，由于我国全科医学尚处于起步阶段，社区限于现有医疗、教学条件和水平，加上日常患者的病种过于狭窄，很难完全负起规范化培训里的教学任务，因此除了提供专科轮转外，设有全科轮转基地的三级综合医院可能需要承担部分全科的教学工作。如能在这些医院设置全科医学科门诊与首诊服务，既可以为患者提供一个合理、有序的就医模式，舒缓其他专科服务的压力，更重要的是在现阶段培养全科医学人才的发展过程中，也可以为学生创造一个较理想的全科临床环境，让他们慢慢建立正确的全科医生思维与工作方式。此外，在综合医院设置全科医学科，能够促进与周边社区卫生服务中心的合作，共同发展一个合理的三级医院与社区合作的模式。通过这个方式，有望加快建立一个运作良好的双向转诊制度，并为基层医生提供进修机会以及发展全科医学科研合作等。虽然在大部分全科发展较成熟的国家，全科服务一般都以社区为主，但现阶段在我国的综合医院开设全科医学科，应该是针对患者的就医习惯，基层医疗水平不能满足群众需要的情况下的合理对策。

3. 全科医学的发展需要有适当的医生激励机制配合

为了留得住受过良好全科医学规范化培训的医师，《指导意见》提出了几点建立全科医生激励机制的建议，包括合理确定全科医生的劳动报酬、鼓励全科医生到边远地区工作的津补贴政策，与拓宽全科医生的职业发展路径等。为了全科医学教育得以健康成长，并确保全科医学在医疗改革里能负起"保基层"的重要任务，各级政府必须具体落实《关于建立全科医生制度的指导意见》提出的全科医生激励机制建议。

（二）全科医生培训发展战略

1. 全科医学将会向四化的方向发展

随着全科医学理念的推广和全科医学教育的发展，全科医学将会向着"专业化、规范化、实践化、系统化"的方向发展。全科医学教育将会成为医学院校的专业学科和重点发展方向，对毕业后选择做全科医生者将会进行规范化的培养。同时全科医学教育因其特殊性，将会更加侧重实践能力的培训和全面综合的系统培养，重视临床技能的操作以及和其他医学、社会等相关学科的结合。此外，全科医学的理念将会在本科医学课程里占重要地位。现在大部分的医学生与执业医师对全科的了解不深，因此有需要在本科教育加入全科内容，包括早期接触社区，以提高一般毕业生对全科的认识与兴趣，从而增加优秀的年轻医生选择全科作为专业的比例。在很多全科发展较理想的国家（如英国、澳大利亚等），有30% ~ 50%的医生选择全科方向，这样较高的比例的原因之一是医学生在本科学习时已经接触到良好的全科医疗。为了提高本科生全科的内容与质量，高校需要在医学院与附属医院建立全科师资队伍。

2. 全科医学必须开展全面的学科建设

随着对全科医学的重视和投入的增加，全科医学的学科建设将会朝着"产、学、研"

结合的方向发展。我们要在所有医学院设立全科医学系，建立完善的师资与科研队伍，搭建全科医学培训基地，同时依托二、三级医院的支撑平台，构建支撑全科医学教学与科研的网络。同时将教学科研成果进行产业转化，拓宽全科医学的产业发展路径。

3. 全科医学的本土化与国际化

在欧美发达国家，全科医学的发展已经取得了丰硕的成果，因而我国的全科医学发展应当借鉴国际的先进经验。但必须与中国的具体国情相结合，探索适合中国特色的全科医学发展之路。其中一个重要方向是合作培养全科师资队伍。同时，基于中国特点的全科医学发展也会对世界全科医学的未来产生积极的推动作用。

4. 全科医生培训必须强调"授人以渔"的概念

当今我国的本科医学教育很大程度仍然侧重知识灌输。由于全科医学涉及的领域比任何其他的专科都宽阔，需要掌握的医学发展新动态也更多，培训全科医生要特别关注他们如何建立良好的终身、独立继续学习的能力与习惯，因此培养方法要更注重"授人以渔"的概念。

5. 全科医生的公共卫生任务必须明确界定

公共卫生虽然是社区卫生中心的一大任务，但全科医生的基本性质与日常工作应该以临床为主，因此培训内容要充分考虑到这个特点。过去十多年公共卫生专家对全科医学的开拓与发展作出了很重要的贡献。但作为一个学科，全科医学今后的发展势必要清晰的定位于临床学科，而师资也应该以临床医生为主。

参 考 文 献

［1］Beaulieu M D, Samson L, Rocher G, et al. Investigating the barriers to teaching family physician' and specialists' collaboration in the training environment:a qualitative study［J］. BMC Med Edue，2009，9: 31.

［2］黄素霞，陈融，葛松林. PBL教学法在全科住院医师培训中的作用［J］. 全科医学临床和教育. 2003,1(3): 48–49.

［3］邢文华. PBL教学法在全科医学理论教学中的效果分析［J］. 中国高等医学教育. 2006(3): 63–66.

［4］Piccoli G, Roxsetti M, Dell' olio R, et al. Play–back theatre, theatre laboratory and role–playing: new tools in investigating the patient–physician relationship in the context of continuing medical education courses［J］. Transplant Proc,2005，37(5): 2007—2008.

［5］黄芳. 团队项目教学法在《护理管理学》教学中的应用［J］. 全科医疗研究，2011，25(7): 1769–1770.

［6］朱华栋，刘继海，史迪. "四阶梯"教学法在全科医师师资培训中的应用效果研究［J］. 中国全科医学，2010(13): 3136–3140.

［7］齐殿军，张联红，王爽. 以病例为中心、问题为基础、社区为导向全科医学教学模式的效果评价研究［J］. 中国全科医学，2012，15(4): 418–424.

［8］陆永良，蒋培余，沈志坤. 基于"能力本位教育"的农村社区全科医学专业实践教学体系研究［J］. 中国

全科医学学科发展报告

2012-2013

全科医学，2012，5（15）：1501-1503.

［9］ Miller CE.The assessment of clinical skills/competence/performance［J］. Acad Med, 1990, 65, S63-S67.

［10］ 吴春容. 全科医学基础［M］. 北京：人民卫生出版社，1998：10.

［11］ 张渊、杨华、王天浩，等. 上海市社区全科师资基本能力评估指标体系的建立［J］. 中华全科医师杂志，2011，10（4）：232-236.

［12］ 寿涓、祝墡珠. 中山医院全科医学毕业后教育及评估的实践与探讨［J］. 中国全科医学，2008，11（1）：8-10.

［13］ 王健、祝墡珠. 上海市全科医学师资培训工作的现状和思考［J］. 中华全科医师杂志，2009，8（11）：811-812.

［14］ 迟宓宓、郭爱民、路孝琴. 中国全科医学师资准入要素研究［J］. 中国全科医学，2005，8（1）：9-11.

［15］ 门寒隽、韩建军. 当前我国全科医学师资队伍建设中的问题及对策［J］. 中国全科医学，2006，9（3）：185-187.

［16］ 祝墡珠、江孙芳、邹健. 全科医学师资培养探讨［J］. 中华全科医师杂志，2004，3（3）：183.

［17］ 杨巧媛、王家骥. 关于高校全科医学教育师资队伍建设的思考和建议［J］. 中华全科医师杂志，2005，4（7）：421-422.

［18］ 郭爱民、解江林、路孝勤. 我国全科医学师资管理及培训规范研究［J］. 中国全科医学，2005，8（3）：169-172.

［19］ 施榕、朱静芬、谢庆文. 我国部分省市全科医师岗位培训的现状及对策［J］. 中国全科医学，2005，8（1）3-5.

［20］ 杜娟、郭爱民、路孝琴. 全国全科医学师资及师资培训状况调查分析［J］. 中国全科医学，2005，8：6-8.

［21］ 杨辉、Thomas S, Browning C. 全科医学教育的师资标准研究：学徒式培训的启发［J］. 中国全科医学，2007，10：1046-1051.

［22］ The London Deanery. Criteria for the selection and re-approval of trainers and clinical supervisors in General Practice［S/OL］. London: London NHS, 2010-04/2010-04-06. http://www. londondeanery. ac. uk/general-practice/files/specialty-training/trainer-resources/trainer_selection_and_reapproval_criteria. pdf.

［23］ Holmes A. GP Trainer Standards in The Northern Deanery［S/OL］. North East: North East NHS, 2008-11/2009-04-26.

［24］ 杜兆辉、毛秀珍、彭慧珍. 上海市社区全科师资现况及教学工作的研究［J］. 中华全科医学，2010，8（8）：1024-1026.

［25］ 杜兆辉、毛秀珍. 社区全科教学师资培养方法的探索［J］. 中华全科医学，2010，13（11A），3485-3487.

［26］ 黄婉霞、张立威、王家骥. 中澳全科医学教育发展的比较与思考［J］. 中华全科医学，2012，10（3）：472-474.

［27］ 祝墡珠、江孙芳、邹健. 全科医学师资培养探讨［J］. 中华全科医师杂志，2004，3（3）：183-184.

［28］ 周平、马厚勋、李法琦，等. 全科医师培训探讨［J］. 中华医学教育探索杂志，2011，10（6）：700-702.

［29］ 国务院. 国务院关于建立全科医生指导意见（国发［2011］23号）http://news.xinhuanet.com/ziliao/2011-07/08/c_121641114.htm.

［30］ 卫生部科技教育司. 关于印发《全科医生规范化培养标准（试行）》的通知. http://www.moh.gov.cn/mohkjjys/s7937/201207/55508.shtml.

［31］ 卫生部科技教育司. 卫生部办公厅关于印发《基层医疗卫生机构全科医生转岗培训大纲（试行）》的通知. http://www.moh.gov.cn/mohkjjys/s3593/201101/50339.shtml.

［32］ 卫生部科技教育司. 助理全科医生培训标准（试行）. http://www.moh.gov.cn/mohkjjys/s3593/201209/55838.shtml.

［33］ 上海市卫生局. 关于印发《"上海青年医师培养资助计划"实施办法》的通知. http://wsj.sh.gov.cn/website/b/75049.shtml.

［34］ 祝墡珠. 全科医学概论［M］. 北京：人民卫生出版社，2013.

［35］ 上海市卫生局. 关于印发《上海市住院医师规范化培训与临床医学硕士专业学位教育衔接改革实施办法》

的通知.（沪卫科教〔2011〕021 号）http://wsj.sh.gov.cn/website/b/62315.shtml.

[36] 上海市卫生局. 上海市住院医师规范化培训标准细则（2010-04-19）[2011-10-01].http://www.smhb.gov. cn/website/b/54231.shtml.

[37] 汪玲. 适应医药卫生体制改革需求、开展全科医学专业学位教育 [J]. 中华医学教育，2012，32（1）：118.

[38] 祝丽玲. 国外全科医学教育模式对我国的启示 [J]. 中国医院管理，（3）.

[39] 邵隽一. 他山之石：英国的全科医生培养和科研 [J]. 中华全科医师杂志，2012. 11（1）：3-4.

[40] 雷晓盛. 英国全科医师的职业培训和继续教育 [J]. 中国全科医学，2006，9（11）：902-902.

[41] Harland R W. The 2005 rose prize essay education in northern Ireland 1920—1990：a study of the use and misuse of power [J]. Ulster Med J，2006，75：141-152.

[42] 黄婉霞，张立威，王家骥. 中澳全科医学教育发展的比较与思考 [J]. 中华全科医学，2012（3）.

[43] 线福华，路孝琴，吕兆丰. 全科医生培养模式及其实施中相关问题的思考 [J]. 中国全科医学，2012（2）.

[44] 张勘，许铁峰. 上海市卫生系统全科医师培养培训工作的历史回顾与未来发展展望 [J]. 上海医药，2012（2）：17-20.

[45] 刘宇婷，杜亚平. 关于浙江省全科医师规范化培训实践的思考 [J]. 中华全科医学，2010，8（5）：537-538.

[46] 杜兆辉. 国内外全科医学教育现况与展望 [J]. 中华全科医学，2010（7）.

[47] 卢祖洵. 我国全科医学师资队伍现状分析与建设构想 [J]. 全科医学临床与教育，2011，9（2）：121-122.

[48] 江孙芳. 上海市全科医师规范化培训的教学与考核——复旦大学附属中山医院的实践与思考 [J]. 中华全科医师杂志，2011，10（2）：115-118.

撰稿人：祝墡珠　李国栋　江孙芳

张焕祯　郑家强　潘志刚

全科医学发展政策研究

一、引言

　　全科医疗服务是被世界公认的适应第二次卫生革命需要的全球重要卫生政策之一。诞生于20世纪60年代的全科医学，是一个以人为中心、以维护和促进健康为目标，向个人、家庭与全社会提供连续、综合的基本卫生服务的新型医学学科。它整合了临床医学、预防医学、康复医学以及人文社会学科，对患者的服务涵盖了预防、治疗、康复、保健、健康教育等多个方面。因此，全科医疗被世界卫生组织称为"最经济"、"最适宜"的医疗卫生保健服务模式。国外的全科医学发展较早，许多国家在立足本国国情的基础上探索出符合自己社会需要的全科医学发展模式。虽然发展过程中仍存在些许问题，但是不少国家还是取得了许多成功的经验，值得相互学习。我国全科医学教育起步较晚，全科医生的培养尚处于发展的初级阶段，如何借鉴国外的发展经验，制定符合我国国情的全科医学发展政策，这对于提高基层医疗服务质量、提升居民健康水平、建设和谐社会具有重要的意义。本章主要对国内外全科医学发展政策进行分析研究。

二、我国全科医学发展政策的历史与现状

（一）全科医学引入我国的发展过程

1. 全科医学的引进阶段：20 世纪 80 年代至 1996 年

　　在 20 世纪 80 年代后期全科医学的概念引入中国大陆。在 1986—1988 年，世界家庭医师学会的主要领导，一些来自加拿大、澳大利亚、英国、美国以及我国香港、台湾地区的全科、家庭医生陆续来中国大陆访问，并介绍了新的医学学科——全科医学、家庭医学。中华医学会派代表参加在英国伦敦和中国香港举行的世界家庭医生组织年会及亚太地区会议，并邀请当时的 WONCA 主席 Rajakumar 博士（1986—1989 年担任主席）和 Peter C. Y. Lee 博士（李仲贤医生，1992—1995 年担任主席）访问北京，随后李仲贤医生进行了

多次高层访问和研讨，介绍全科医学的概念和在国外所取得的成效。最终于 1989 年 11 月在北京召开了第一届国际全科医学学术会议，同年成立了北京全科医学会，同年在首都医科大学成立了国内首家全科医师培训中心，第二年加入了世界家庭医生学会作为准会员。会后 WONCA 制定出了对中国内地全科医学发展的援助计划，并通过加拿大家庭医师学会向加拿大发展局（CIDA）申请到了援助资金。

1993 年 11 月，中华医学会全科医学分会成立，并召开了第二届北京国际全科医学学术研讨会。至此，全科医学作为一个新型临床学科在我国正式建立。同年出版了《中国全科医学》试刊，编辑部设在北京朝阳医院。20 世纪 90 年代初全国首届全科医学教育与服务现场研究会在浙江金华召开。此后，首批本科、大专、中专等层次的全科医生分别由首都医科大学、原浙江医科大学、金华卫校开始培养。1994 年，上海医科大学附属中山医院成立全科医学学科。1995 年 8 月 10 日，中华医学会全科医学分会正式成为世界家庭医师组织成员。1996 年，首都医科大学成立了全科医学教研室。1999 年，南京医科大学开始招收全日制本科临床医学全科医学专业方向学生。

1993 年全科医学正式在中国建立，到 1997 年前，全科医学在中国的发展仅限于在局部地区的试点研究，尚未在全国广泛展开。总体上来看，这一时期的全科医学仍处于概念传播和理论探讨阶段。

2. 全科医学发展初期：1997—2008 年

1997 年在《中共中央　国务院关于卫生改革与发展的决定》中作出了"加快发展全科医学，培养全科医生"的重要决策。社区卫生服务的各种配套与保障政策如《关于发展城市社区卫生服务的若干意见》《国务院关于建设城镇职工基本医疗保险制度的决定》等相继出台。1999 年 12 月卫生部召开了"全国全科医学教育工作会议"，标志着全科医学教育工作正式启动，开始进入规范化发展阶段。

2000 年卫生部颁发了《关于发展全科医学教育的意见》《全科医师岗位培训大纲》《全科医师规范化培训试行办法》《全科医师规范化培训大纲（试行）》，提出了我国全科医学教育的发展目标：建立起具有中国特色的、适应卫生事业改革与发展需要的全科医学教育体系，培养一大批能满足人民群众基本卫生保健需求的全科医学人才；2000 年，构建全科医学教育体系基本框架；2005 年，初步建立起全科医学教育体系；在大中城市基本完成在职人员全科医师岗位培训，逐步推广毕业后全科医学教育工作，2010 年，在全国范围内，建立起较为完善的全科医学教育体系。

2006 年 2 月 24 日国务院召开全国城市社区卫生工作会议出台《国务院关于发展城市社区卫生服务的指导意见》，在意见中要求教育部门负责全科医学和社区护理学科教育，将社区卫生服务技能作为医学教育的重要内容。

2006 年 6 月人事部、卫生部、教育部、财政部、国家中医药管理局联合颁发了《关于加强城市社区卫生人才队伍建设的指导意见》，在意见中要求加强全科医学、社区护理学教育和学科建设：支持全科医学、社区护理学学科建设与发展，有条件的医学院校要成立全科医学、家庭医学系、社区护理学系，将该类学科纳入学校重点建设学科整体规划之中；加强全科医学、社区护理学教材建设，进一步完善临床教学和社区实习的配套教材。

政府颁布的这一系列配套文件，极大地改善了全科医学发展的政策环境，为全科医学教育和全科医师培训的规范化发展从政策上铺平了道路，至此，全科医学发展的政策环境已经初步形成。

3. 全科医学发展的新时期：2009 年至今

从 2009 年新医改开始，我国全科医学的发展进入了一个新时期。2009 年 3 月 17 日通过的《中共中央　国务院关于深化医药卫生体制改革的意见》提出，要通过发展全科医学解决老龄化社会带来的严峻的老年人口保健医护照顾等问题。

2010 年 3 月 25 日国家六部委印发的《以全科医生为重点的基层医疗卫生队伍建设规划》提出，到 2020 年，通过多种途径培养 30 万名全科医生，逐步形成一支数量适宜、质量较高、结构合理、适应基本医疗卫生制度需要的基层医疗卫生队伍，基本满足"小病在基层"的人力支撑要求。该《规划》以全科医生为重点，围绕人才的培养、吸引、使用三个环节，着重提出了三大工作任务：大力加强基层医疗卫生人才的培养；积极鼓励和引导医疗卫生人才到基层服务；用制度和机制留住并用好基层医疗卫生人才。

2010 年 12 月 10 日印发《国务院办公厅关于建立健全基层医疗卫生机构补偿机制的意见》，对基层医疗卫生机构补偿渠道、长效机制及考核手段予以明确。基层医疗卫生机构补偿机制提出了一系列保障基层医务人员合理待遇水平的措施，以稳定广大基层医务人员队伍。同时，结合以全科医生为重点的基层医疗卫生队伍建设规划的实施，将为基层医务人员提供更多的培养培训机会，对长期在基层工作的卫生技术人员在职称晋升、待遇政策等方面也将给予适当倾斜，帮助解决实际困难。

2011 年 5 月，北京大学医学部决定成立北京大学医学部全科医学系。在这个致力于创造世界一流医学教育事业的高等学府里已经开始以系的规格组建全科医学学科，打破了对全科医学的传统偏见，也表明全科医学的理念被广泛接受。

2011 年 6 月 22 日，国务院总理温家宝在国务院常务会议中提出："建立全科医生制度"，会议要求，在 2012 年使每个城市社区卫生服务机构和农村乡镇卫生院都有合格的全科医生。再经过几年的努力，形成统一规范的全科医生培养模式，即先接受 5 年的临床医学（含中医学）专业本科教育，再接受 3 年的全科医生规范化培养的"5+3"模式。基本实现城乡每万名居民有 2～3 个合格的全科医生。这对全科医学的发展和全科医生的培养将起到重大的推动作用，展示了全科医学和全科医生大好的发展前景。

2011 年 7 月国务院发布《关于建立全科医生制度的指导意见》明确提出：初步建立充满生机和活力的全科医生制度，基本形成统一规范的全科医生培养模式和"首诊在基层"的服务模式。指导意见的颁布，不仅为我国全科医学的发展奠定了人才资源的基础，更为我国全科医学的未来指引了明确的方向和营造了良好的政策环境。

这一系列相配套的指导性文件的出台，标志着我国的全科医学、全科医疗、全科医生建设将步入制度化轨道，并将对建设社区卫生服务中心，推进医疗改革，解决看病难问题起到关键性作用。

总之，近年来政府颁布的一系列文件，使我国全科医学的发展迈向了更高的阶段并且日益成熟。

（二）全科医学在我国发展的现状

1. 全科医生队伍现状

分科执业（助理）医师构成及其变化情况见表1，从表中可见，2010年全科医疗科执业（助理）医师数占所有分科统计的执业（助理）医师总数的比例为5.4%［2010年全科医疗科（含助理）医师合计数13.03万占该年全国总执业（含助理）医师合计数241.3万的比例），其中全科医疗科执业医师占4.3%（2010年全科医疗科执业医师数8.48万占该年全国总执业医师数197.3万的比例］，全科医疗科执业助理医师占10.1%（2010年全科医疗科执业助理医师数4.44万占该年全国总执业助理医师数44.0万的比例）。

表 1　分科执业（助理）医师构成及其变化

（单位：%）

分　科	2005			2010			增　减		
	合计	执业医师	执业助理医师	合计	执业医师	执业助理医师	合计	执业医师	执业助理医师
总　计	100.0	100.0	100.0	100.0	100.0	100.0	—	—	—
预防保健科	6.0	5.5	8.2	2.8	2.1	6.0	−3.2	−3.4	−2.2
全科医疗科	3.5	2.9	6.1	5.4	4.3	10.1	1.9	1.4	4
内科	18.4	17.9	20.8	21.2	20.7	23.5	2.8	2.8	2.7
外科	11.8	12.4	9.2	12.1	12.9	8.8	0.3	0.5	−0.4
儿科	3.8	4.2	2.3	4.8	5.3	2.9	1	1.1	0.6
妇产科	10.1	9.8	11.6	10.1	9.7	11.8	0	−0.1	0.2
中医科	12.9	13.4	10.8	15.4	16.2	11.6	2.5	2.8	0.8
医学影像科	4.1	4.1	4.2	5.6	5.4	6.1	1.5	1.3	1.9
其他	29.4	29.8	26.8	25.0	23.4	19.2	−4.4	−6.4	−7.6

注：数据来源于《2011中国卫生统计年鉴》，本表不包括村卫生室数字。

全科医疗科执业（助理）医师数占所有分科统计的执业（助理）医师总数的比例合计从2005年的3.5%上升为2010年的5.4%，增加1.9个百分点；低于内科、中医科的增加幅度（分别为 2.8 个百分点、2.5 个百分点）。其中，全科医疗科执业医师的增加幅度为 1.4 个百分点，执业助理医师的增加幅度为 4 个百分点。说明有全科医疗执业资格的医生中，增加的主要是全科医疗执业助理医师。

2. 全科医学的教育现状

近年来，国内一些医学院校开始设置全科医学系，或开设全科医学课程。据统计，截至 2009 年，我国 45.5% 高校已开设全科医学课程。在未开展全科医学课程高校中有 1/4 高校已有开设全科医学课程的计划，预计在十二五期间，将有 60% 的高校开设全科医学课程。尽管如此，说明全科医学教育在高等医学院校中尚未得到普遍和足够的重视。2011 年，国内有首都医科大学、复旦大学医学院、浙江大学医学院、重庆医科大学等 5 所高校培养全科医学硕士，同年广州医学院与英国爱丁堡大学中外联合培养全科医学硕士，这在全国高校中属首创。据文献报道师资中 100% 接受全科医学培训的仅有 6 个省，20% 的省份只有一半的师资接受过全科医学培训，利用这样的师资开展培训显然很难胜任岗位的要求，这也是制约全科医学教育的瓶颈问题。

3. 全科医生培训基地

随着全科医学的发展，全科医生的地位将日益得到重视。全国很多省市也纷纷开展了全科医生培训工作，全科医生培训基地也越来越多。培训基地应当在全科医生规范化培养和全科医学师资培训方面有较为丰富的实施经验，具备相应的设施设备、组织管理和师资等条件。截至 2011 年底，上海市已建立 15 个全科医师培训基地，全面开展家庭医生试点工作，每个家庭医生负责 2000 ~ 2500 人，通过居民和家庭之间签约、预约服务、健康咨询和双向转诊等，开展长期、全面的健康管理。但就全国而言，培训师资的质量，条件保障，培训制度的制定落实等尚不平衡，差距较大。

4. 全科医生的签约服务

全科医学的一项重要原则是"以家庭为保健单位"，因此，社会需要更多的全科医生走进家庭服务。以上海为例，上海社区卫生服务发展较早，服务网络比较健全，上海家庭医生的试点工作正在展开，一位家庭医生签约的居民不超过 2500 名。据报道，上海推行的家庭医生服务以全科医生为主体、全科团队为依托，以社区为范围、家庭为单位、健康管理为目标，通过签约和预约的服务，家庭医生主要针对签约居民的健康问题和需求制定出健康管理服务，实施个性化的健康干预，签约居民在约定时间段内可以优先利用门诊和公共卫生服务；建立优先转诊、上下互通的双向转诊机制；接受签约居民各种形式的健康咨询，采取适当的方式处理。签约服务的实施与推广，仍有许多瓶颈制约，值得深入研究。

5. 全科医生待遇现状

目前全科医生的待遇普遍偏低，与专科医生相比有相当大的差距，很难吸引优秀的人才加入，即使大专院校专门培养的全科医生，毕业后的流失率也非常高，队伍非常不稳定。只有待遇提高了，经费和发展上有保障了，基层医疗机构留不住人才的现状才会彻底改观，扎实服务基层的全科医生才会越来越多。

（三）全科医学在我国发展面临的问题

纵观我国全科医学的发展史，经过各方面的不断努力，我国在宣传普及全科医学概念、构建全科医学教育体系、开展全科医学教育培训、建立完善社区卫生服务网络等方面取得了可喜的成绩，但我国全科医学起步较晚，大量的工作还在摸索中，仍不够成熟。作为一门临床二级学科尚处于新生阶段，远未达到与专科医学的协调发展。回顾我国全科医学的发展史，可以发现目前影响和制约我国全科医学发展的主要因素有以下几个方面：

1. 一些地方、部门对全科医学发展的支持力度仍显不够

我国引入全科医学已20余年，随着经济社会的发展，各级政府也相继出台了许多重要文件，有关部门也给予了很大的政策支持，使我国全科医学和基层卫生服务在较短的时间内有了很大的进步和发展。但不容忽视的是，与国外相比，我国的全科医学在很多方面还存在很大差距，如人员配备、教育培训模式、双向转诊机制等。一些地方、部门对发展全科医学的支持力度仍然不够，认识模糊，政策配套尚不完善，对如何开展全科医学也没有进行足够深入的研究。全科医学教育的投入不足，全科医学教材、师资建设也亟待加强。在如何切实提高全科医师的待遇，解决全科医学在发展初期至关重要的职业吸引力问题，以及建立健全全科医师的认证、考核体系以保证全科医学可持续发展等问题上，相应的措施还不够健全。与此同时，大医院仍然不断地进行床位扩张，中等的医院也热衷于新一轮的"创三甲"活动，全科医学与专科医学之间的卫生资源分配差距不是在缩小，而是越来越大。

2. 高素质全科医学人才短缺

在我国，全科医生数量和质量远低于国外，远不能满足国民对全科医生的需求现状。按照规划，我国全科医生的发展要实现"每万名居民有2～3名合格的全科医生"的目标。但目前，我国社区卫生机构注册的全科医生人数只有0.73名/万人，数量严重不足。我国目前从事全科医疗工作的医生占医生总数仅为8%（不算预防保健医师），而美国全科医生占医生总数的34%，英国可达50%之多，加拿大的全科医生也占医生总数的50%。目前我国128所招收临床医学专业的医学院校，到2010年底开设《全科医学》课程的只有63所，其中虽然有12所开展了社区实践，但平均实习时间仅为4学时，其他学校的社区实践内容基本就是到社区走马观花地看看。医学学生的全科医学知识普及程度不高，在开设全科医学科的三甲医院中，仅有浙江大学邵逸夫医院、

复旦大学附属中山医院等少数几家。这些都不利于全科医师后备队伍的建设。

3. 全科医疗水平较低

全科医疗是将全科、家庭医学的基本理论应用于患者、家庭和社区照顾，主要由全科医生提供，以解决社区常见健康问题为主的一种基层医疗实践活动，是一个面向社区与家庭，整合临床医学、预防医学、康复医学以及人文社会学科相关内容于一体的综合性医学专业学科，是一个临床二级学科，其范围涵盖了各个器官系统以及各类疾病。全科医疗不应当是一种低水平医疗，但是由于现阶段社会各阶层对全科医学、全科医疗和全科医生的认识依然不够全面，不够重视。很多人认为全科医疗作为一种基层医疗实践活动，就应当是一种低水平的医疗。认识模糊，投入不足，教育滞后，导向不够，保障不力等种种原因仍然制约着我国现阶段全科医疗水平的提高。

4. 全科医生培训体制机制不完善

全科医学教育一般包括本科生教育、规范化培训和继续教育，我国还包括由国情所决定的岗位培训和师资培训。最近明确的医学生主流培养"5+3"模式，5年的院校教育，加上3年的住院医师规范化培训或全科医生规范化培训，的确有利于保证全科医生的培养质量，但是这种模式培养周期长，全科医生付出多，参加人员少，积极性不高，短期内难以确保相应数量的参培人员，同时，完成培养后的岗位执业对应率也难以预见。因此，如果不能保证全科医生的晋升机制，工资待遇，社会地位等，同样是没有吸引力，必须从制度上给予保障。

5. 百姓对全科医学和全科医生认可程度不高

全科医学引入我国虽有20余年，但培育的社区全科医疗服务尚未得到民众的普遍认同；与此同时，全国注册的全科医师也较少，表明不仅是民众对全科医生的信任程度不够，社区医生自身的职业自信也不足。全科医疗服务实行全科医生首诊负责制，要求居民有健康问题应首先与自己的全科医生联系，并由全科医生负责提供或协调所需的各种服务。居民则习惯于沿袭已久的"生病上医院"的求医方式，一时难以接受"看病找自己医生"的做法。同时，居民缺少必要的医学知识和相关的信息，且深受专科化发展的影响，缺乏选择医疗机构和医生的鉴别力，普遍认为：医院越大越好、专家越专水平越高、医疗过程辅助检查越复杂诊断越准确，药品越贵、用药越多疗效越好。居民对社区卫生服务机构和全科医生解决健康问题的能力缺乏信心，认为设备简陋水平低，解决不了什么问题。如何提高不同层面人群对全科医学的认识和认同，吸引更多高素质人才投身全科医学事业，是当前亟待解决的问题，也是保证全科医学教育质量、促进全科医学快速、健康、可持续发展的关键。

6. 全科医学学科建设和师资队伍薄弱

2002 年我国建立了以卫生部全科医学培训中心为龙头的全国全科医学培训网络，其目的是通过网络单位和成员的积极工作，推动全科医学教育在全国的快速发展，增进学科建设。但从全国范围看，全科医学学科建设还比较薄弱。2008 年的调查结果显示，在我国 128 所高等医学院校中 50% 没有建立全科医学系或机构，尚未形成一支专职的全科医学师资队伍。只有 27 所高校全科医学课程由全科医学系（教研室）承担，其他院校则由预防医学、卫生管理学以及其他学科来完成，在教师队伍中只有 42% 的教师所学专业是临床医学。多数临床兼职教师既缺乏系统的全科医学理论知识，又缺乏社区卫生服务的实践经验，缺乏带教全科医生的经验，往往和专科医生同样培养。而社区兼职教师普遍缺乏带教经验，且未经过正规的全科医学师资培训和教学教法培训。这样培养出来的人员很难满足社区卫生服务的需要，必将影响教学目标的实现，也会严重影响全科医学学科建设。

WONCA 著名专家 Dicon 教授曾总结道："任何国家的医疗保健系统若不是以受过良好训练的全科医生为基础，便注定要付出高昂的代价"。对于人口众多，经济发展不平衡，又面临日益严重的人口老龄化的我国来讲，加快发展全科医学，尽快建立起完善的基层卫生服务体系，是保障和改善居民健康、降低国家卫生负担的迫切需要。因此，有必要将发展全科医学提高到国家战略的高度来加以重视和执行。

三、国外全科医学发展的政策比较

（一）国外全科医学发展历程

国外全科医学的发展已较为完善。英国作为世界上最早开展全科医学教育的国家之一，于 1957 年在爱丁堡大学医学院首先成立了全科医学系。1969 年，美国成立了家庭医学委员会（American Board of Family Practice, ABFP），成为美国第 20 个医学专科委员会，这是国外全科医学建立的一个里程碑，表明了家庭医疗专业学科的诞生。1972 年，"世界全科、家庭医师协会"成立。

1970 年，中国台湾地区在花莲门诺医院和马偕医院开办住院医师的全科医师培训工作，1987 年开始办理家庭医学专科医师甄审及家庭医学专科医师培训医院的评定工作。中国香港特区于 1985 年开始全科医学专业医师的培训。相比之下，我国大陆全科医学发展的历史较短。20 世纪 80 年代末大陆地区开始引入全科医学概念。1989 年 11 月，北京召开了第一届国际全科医学学术会议，1993 年 11 月中华医学会全科医学分会成立，标志着我国大陆全科医学学科的诞生，1996 年首都医科大学成立了全科医学教研室。从 2000 年开始构建全科医学教育体系基本框架，到 2005 年，我国已经初步建立起全科医学教育体系。有关国外和我国全科医学发展初期的时间历程比较见表 2。

表2　国内外全科医学发展的重大事件对照

国外全科医学发展的重大事件	1957年，英国大学首先成立全科医学系	1963年，世界卫生组织提出"培养全科医疗医师"工作报告	1969年，美国成立家庭医学委员会	1971年，美国成立家庭医师学会	1972年，世界全科家庭医师协会成立
我国全科医学发展的重大事件	1977年，台湾大学医学院开始全科住院医师训练计划	1985年，香港开始全科医学专科医师培训	1989年，北京召开第一届国际全科医学学术会议	1993年，中华医学会全科医学分会成立	1996年，首都医科大学成立全科医学教研室

（二）国外全科医学的学科定位与人才队伍建设

发达国家的医学教育大都属于精英式教育，国外全科医学教育大致分为高等医学教育、全科规范化培训和持续性的继续医学教育三个阶段。由于在欧美国家全科医生的选拔培养起步较早，现已形成较为完善的教育和培养体系，教学目标明确，培养计划保持连贯性且正规化，有严格的导师带教制度和定期的考核制度。

1. 学历教育

尽管欧美各国在全科医生培养年限包括医学院教育学制上存在差别，但它们都形成了相对规范的全科医生培养制度。下面简要介绍几个国家的医学院教育制度。

英国。英国是5年制的临床医学本科教育，学生毕业后获得本科学位。大学教育课程的前两年是医学基础知识的学习，后3年是临床技能的教授。在英国，学校重视学生学习全科医学兴趣的培养，全科医学基础教育通过全科医学必修课和选修课来完成，新生一入学便可选修全科医学课程，同时在本科的最后一年，所有学生被要求必须接受4～10周的全科医生理论强化学习，这一措施旨在提高学生的物理诊断和临床思维能力。毕业后学生需以注册前医生资格实习一年。实习合格后申请注册，方才具有最基本的行医资格。

法国与德国。法国与德国情况相似，学习期间，学生都会被要求参加具有筛选性质的考试。法国将学生在第一学年两学期的成绩汇总作为第一次国家会考成绩，根据成绩排名决定进入第二年学习的学生名单。6年的学校教育后，学生想进入住院医师培训，则须经过国家统一组织的第二次医学会考。第二阶段学习合格，学生将获得"国家医学博士"学位，但全科医生无临床某一专科的学习文凭。根据博洛尼亚进程（Bologna Process，是29个欧洲国家于1999年在意大利博洛尼亚提出的欧洲高等教育改革计划，该计划的目标是整合欧盟的高教资源，打通教育体制），从2010年起，法国的医学生将和助产医学、口腔医学和药学专业的学生一起接受一年的公共课程，这样在2011年，医学生可以从这四个学科中任选两个参加考试，这给那些未能进入临床医学学习的学生提供了可选择的替代课程。德国大学教育为6年，分为两个阶段，两年的临床前期和4年的临床期。只有通过临床前期阶段考试的学生才能申请第二阶段考试，第二阶段合格通过后，学生将被授予硕士学位及国家医生考试合格证书。

美国。美国的医学大学教育不是完全意义上的医学生教育，属于本科后的教育，它通常被人们称作"4+4"年制教育。学生通过4年本科阶段学习获得文、理学学士后可参加医学院入学考试进入医学院学习。而接下来的4年，所有医学院的学生将接受不分专业的系统医学教育，学习4年毕业将被授予博士学位。

澳大利亚。澳大利亚的全科医学是一个独立的学科，它的地位和其他专科相同。澳大利亚的医学院本科学习为5年制，和中国普通医学院校的临床专业学习相同，这几年的学习不分专业，学生将学习临床医学的基础知识和技能。医学院校毕业后在医院经过1~2年的实习医师培训、2~4年的住院医师培训后，可向各州医学委员会（Medical Council）申请正式注册。取得注册医师资格后，可向澳大利亚全科医生学会申请培训职位，以获得全科医生资格证明。各国学历教育比较见表3。

表3 国内外的高等医学教育比较

国 别	美 国	英 国	澳大利亚	德 国	法 国	中国大陆
学 制	（4）+4	5	5	6	8.5	5
学位类型	博士	内外科学士	学士	硕士学位	博士学位	学士学位
入学条件	文理学学士（4年）	高中毕业（有成绩和名额限制）	高中毕业	高中毕业	通过高中毕业会考	通过高考
入学考试	医学院入学考试（MCAT）	无统一考试（面试淘汰）	入学考试	无统一考试（招生指标有限）	无（第一年设医学会考）	高考
国家统考	USMLE的step1、step2	无	无	两阶段的国家医生考试	两次医学会考	无
实习阶段	毕业后一年	毕业后一年	毕业后一年	医学院最后一年	第4~6年进入见习医生阶段	医学院最后一年

目前，我国有首都医科大学、上海交通大学医学院、南京医科大学等高等医学院校设立了全科医学或者家庭医学部、系，开展全科医学的研究和教学。全科医学在我国高等医学院校中受重视的程度普遍不高。而美国、澳大利亚的大部分医学院校在医学生本科培养阶段即有专业方向的倾斜，设置了全科医学或者家庭医学部，开设了全科医学课程。在我国高等医学院中，全科医学教育的开展主要存在师资力量薄弱、符合教学要求的全科医学实践基地少、临床医学专业中的全科医学课程数量和学时少且无统一的要求等问题。而欧美国家的许多执业全科医师进入大学从事全科医学教育，不但壮大了医学院的师资队伍，更通过介绍实践经验直接影响到医学生对全科医学的态度，这可作为解决我国医学生较少选择全科医学作为方向的有效方法之一。

2. 全科规范化培训

在国外，医学院毕业生想要成为全科医生，必须经过全科医学培训，且培训多由各色全科医师协会组织举办，此阶段医生们将按专、全科划分方向。美国、英国、澳大利亚、法国的全科医生规范化培训期限均为 3 年，德国为 5 年。

在英国，3 年的培训经费全部由政府提供。培训方式有医院轮转、社区医疗服务、长期穿插性社区学习。受训者学习结束后，需参加皇家全科医生学院的考试，通过者取得全科医生资格。而法国的医学院学生在完成前 6 年的医学教育并取得临床和医疗综合证书后才能进入全科医师专业化的学习。此阶段的学习在医院进行，为期 3 年，有工资，但仍然以学生的身份全日制的在病房工作。完成所有阶段学习并且通过博士论文答辩，方可获得国家医学博士全科医生证书，此时才可行使社区医生或家庭医生的职能。在美国，医学生毕业之后的 3 年全科医生培训，主要是指包括家庭医学、内科学和儿科学方面的住院医师培训。实习场所包括教学医院、社区医院和社区家庭医疗诊所等，而教学医院等会在此期间提供每年约 2 万美元的生活费用。完成培训后，学员需参加美国家庭医疗专科委员会的严格考试，通过者获得全科医生证书。澳大利亚全科医生的培训计划为 3 年研究生课程，教学以医院和社区为背景。第一年在综合性大医院进行临床培训，第二、第三年在社区全科医疗机构中接受培训和工作。完成培训后，学生须参加由澳大利亚皇家全科医师教育学院组织的统一考试，合格者将获得全科医师执业资格。德国全科医生的培训范围更广，从包括初级卫生保健管理、以人为中心的管理到解决常见健康问题、综合诊疗方法、社区定向服务、整体医学的诊疗模式等技能的要求，德国将全科医生的培训时间延长到 5 年，除了夯实实习生的临床技能，多出的两年进行一些具有特色的培养，包括在医院和在行政办公上一些基础的培训（表 4）。

表 4　美、英、澳、德、法五国全科医生规范化培训比较

国家	时间	获得资质	主要全科医师协会	经费筹措
美国	3 年	执业医师资格考试合格—全科医师资格	美国家庭医生学会（American Academy of Family Physicians，AAFP）	政府提供
英国	3 年	毕业证书、皇家全科医师专科学会会员	英国皇家全科医生学会（British College of General Practitioners，BCGP）	政府提供
澳大利亚	3 年	执业医师资格考试合格—全科医师资格	皇家澳大利亚全科医生学会（Royal Australian College of General Practitioners，RACGP）	政府提供
德国	5 年	执业医师资格考试合格—全科医师资格	德国全科医师协会	政府提供
法国	3 年	全科医生资格证书、"国家医学博士（全科医生）"学位	—	政府提供

我国大陆和台湾地区的全科医师规范化培训时间为 3 年，培训内容通常包含全科理论教学、科室轮转培训和社区实践。香港的培训时间为 6 年两个阶段，第一阶段是要求培训生在大医院和社区诊所分别培训两年的基础培训，后两年为高级培训，主要学习患者照顾、健康管理和职业发展相关的学科内容。

3. 毕业后的继续教育

（1）继续教育的学分制

各国考察全科医生是否接受继续教育最行之有效的方法，便是规定医生在一定时间内要完成相应的要求学分。美国规定，在取得专业执业医师资格后，所有医师每两年需完成 50 个所学专业的学分，才能保持其医师执业证的有效性，每名全科医生每年需进行 50 小时的继续医学教育。类似地，法国的继续教育法明确规定了医生接受继续医学教育的权利和义务，每名全科医生每 5 年需修满 250 个继续教育学分。澳大利亚的要求是全科医生 3 年内要得到 130 分。

（2）执业资格的再认证

对医生的执业资格的再认证方面，各国有所不同，美国要求全科医生每 6 年参加一次由医学会组织的资格再认证考试，合格后方可保留全科医生资格。而澳大利亚规定全科医生每 3 年必须通过国家组织的继续医学教育考核和评估，合格者方能继续执业注册。相比之下，尽管法国还没有正式的机制来监督医师的资格再认证，但作为世界上第一个通过立法形式将医生继续医学教育（CME）法制化的国家，强制继续教育的引入和其他措施的采取，促进了法国在职医生继续学习的积极性，并为帮助他们知识更新创造了必要的条件。

（3）继续教育方式的多样化

从继续教育的方式来看，课堂教育、刊授、电话和网络教学服务是当前 4 种比较主流的继续教育方式。此外，澳大利亚要求全科医生每年需参加一定时间的较高层次学术讨论和学术会议，且每年有 4 周左右的脱产培训。在法国，教育的方式除了订阅医学杂志，接受电视教育，参加会议方式外，还有流行病学调查、医疗研究、治疗分析、病例讨论等方式。在德国，尽管互联网的普及已经很高，但全科医生在选择继续教育的方式时，仍然更青睐于传统的如杂志期刊等学习媒介。而在中国香港，远程教育已成为继续教育的一种热门方式，由澳大利亚组织的远程教育项目，已为中国香港培养了众多优秀的医学人才。由此可见，各国教育的方式虽大致相同，但仍各有特点。

（4）继续教育的国家强制

除英国外，美国、法国、德国、澳大利亚等国对全科医生的继续教育要求都是强制性的。各国继续教育具体形式和要求比较见表 5。

英国规定全科医生取得资格在社区服务后，必须每年提交工作报告，并接受检查评估。虽然没有强迫参加继续教育，但英国鼓励医生积极参与，对参与足够学时的医生，每年会给予 2000 英镑的奖金。英国全科医学继续教育活动主要由英国皇家全科医学院组织，有 99% 的全科医生参加了继续教育的活动，平均一年接受一周左右的继续教育。英国继续教育开展的方式较多，主要包括由大学或学会组织的强化课程；由大学或学会组织的医学新进展讲座、各类的学术会议；英国皇家全科医生学院每年举办重点培训全科医学师资的暑假学院；利用录音、录像进行的远距离教学；由全科医生参加的期刊俱乐部；刊授等，同时许多大学的课程与图书馆都向全科医生开放。

表 5　国外继续教育的主要方式和学分要求

国　　家	方　　　式	具体要求
美　国	课堂教育、刊授、电话、网络教学等	三年 150 个学分
英　国	课堂教育、学术会议、暑假学院等	五年 250 个学分
澳大利亚	学术讨论、学术会议、脱产学习等	三年 130 个学分
德　国	杂志期刊、课堂教育等	每月 17 个小时学习
法　国	刊授、会议、病例讨论、流行病学调查等	—

（三）国外全科医师的主要职责与服务内容

1. 服务人口数

欧美国家的全科医生通常都是作为家庭医生来负责社区居民们的基本医疗保健。在美国，全科医生占医生总数的 34%，英国和加拿大的全科医生达到 50%。从服务的覆盖量来看，英国、德国每个家庭医生负责 2000 名左右的居民，法国 1800 人左右，澳大利亚较少，1000 人左右，而美国家庭医生负责人数最多，每个家庭医生负责 3000 人左右；这些数据与 *OECD Health Data* 2012 反映的每千名居民中的全科医师人数基本一致。从家庭医生工作的形式上看，在德国，全科医生占医生总数的 15%，每位全科医生一般都有独立诊所；而美国、英国、澳大利亚的全科医生通常都以团体形式存在，美国一般在每个社区都会有一个小型诊所，每个小型诊所一般有 10 名左右家庭医生；英国的一个诊所平均有 3 名全科医生共事，而澳大利亚全科医生通常作为私人医生以小组的形式工作，一般1 ~ 6 人组成一个诊所，也有被聘到社区卫生服务中心工作的，单独开业的较少。具体数据见表 6。

表 6　部分国家全科医生数量比例与覆盖人数数据统计表

国　　家	美　国	英　国	澳大利亚	德　国	加拿大	墨西哥
每千名居民中的全科医师人数	0.3	0.8	1.17	0.66	1.12	0.74
全科医师与专科医生的比例	0.19	0.45	1.04	0.32	0.93	0.58

数据来源：*OECD Health Data* 2012。

2. 服务内容

各国全科医师提供的服务内容大致都包括以下几点：疾病的诊断、治疗、医疗保健、传染病预防监测、健康咨询、患者转诊等。在美国，全科医师的职责很明确，主要负责预防保健、常见病诊疗、咨询和康复等，他们提供服务的范围较英国和澳大利亚要窄，且也较少参与公共卫生服务。而英国的全科医师职责范围很广，他们需向其注册的患者提供从出生到死亡全过程全方位的医疗卫生服务，但是很少面对面服务，主要通过信件或电话与患者取得联系。患者可以按约定时间看全科医生，全科医生也可到患者家里进行探访。

3. 全科医师的"守门人"职责

欧美国家大多实行了全科医师首诊制。首诊制规定，每个患者看病都必须先找自己签约了的家庭医师，如果没有家庭医师的转诊，患者不能直接到二三级医院看病。同时，作为国家初级卫生保健服务的守门人，欧美的家庭医生们还有控制患者看病的费用的职责。英国政府规定，全科医师通过与卫生局签订合同，可以全权保管和使用他的区域注册居民的全部医疗经费，从这个意义上说，英国的全科医师又可说是患者医疗经费的"管家"，政府给予他们保管使用居民医疗费用的权利，他们有为患者选择就诊医院、科室、专科医生并控制医疗费用的义务。而美国现行的是商业医疗保险，保险公司代表投保人向医疗服务提供者购买服务，每位参保人自己选择或被分配一名家庭医生，保险公司则按人数将一定比例的保费预付给家庭医生。家庭医生除提供医疗服务外，还负责患者转诊的审核批准。因此在美国，全科医师更可以说是商业医疗保险的"守门人"。通常，对费用控制好的家庭医生，保险公司会对其给予一定的经济奖励。和英国相比，美国家庭医生"守门人"的经济色彩更加明显。

（四）国外全科医师的待遇和激励政策

1. 国外全科医师的待遇和支付方式

为了保证本国的初级卫生保健，国外全科医生的待遇相对较高。根据 *OECD Health Data* 2011，全科医师收入与社会平均收入之比，在美国、英国、德国、法国分别为 3.5、3.6、3.7、2.1，说明发达国家全科医师的待遇远高于社会平均收入。

从医保支付和激励政策来看，按人头支付薪酬和按项目付费是初级保健医生提供服务获得报酬的主要来源。按人头支付指医生的收入按服务所覆盖人口数（即注册人数）以一定标准计算，并按规定提供医疗保健服务。按薪酬支付指医生工作固定时间，每月领取固定报酬。按项目付费指按医生提供的服务类型和单元支付一定的费用，例如免疫、咨询和处方种类。

20 世纪 70 年代，美国家庭医生主要得到的是服务对象的个人付费；80 年代，家庭医生受雇于医疗管理公司，保险公司是主要付费人；90 年代以来，卫生经费的高速增长使医疗保险公司不堪重负，同时随着疾病谱的改变和卫生经费的短缺，部分政府补贴的医疗保险提出了经费预付管理（HMO）的新模式。在这一模式中，家庭医生成为核心角色，从机制上使之成为委托人的健康和保险公司经费的双重守门人，家庭医生的收入在迅速提高。

以英国为代表的大部分欧盟国家，对全科医师的支付方式主要采用工资和按人头付费的方式，他们利用总额预算制和第三方支付的方法将经济风险从政府转嫁给独立的保险机构。英国政府对全科医师的付费主要是按人头付费。英国全科医师的报酬由人头费、开业津贴、服务项目收费和奖金组成，英国明确规定了个人收入与给患者开处方、检查等诊疗服务量无直接关系。

德国的全科医师无固定工资，收入主要来自门诊诊疗服务费用。全科医师不在医院提供住院诊疗服务，也不能自行对门诊服务项目进行定价。所有服务项目和这些项目的相对价值均由德国医师协会和疾病基金协会协商确定。在德国，全科医生自己负责投资开办各种诊所。每个月各州的全科医师从本州的医师协会领取部分补偿资金；每个季度，医师将本季度内开展的所有门诊服务项目记录单上交到州医师协会，医师协会根据该医师本季度的实际服务量按多退少补的原则进行补偿。德国和法国都是按项目付费为主、辅以按人头付费和按绩效付费方式的国家，它们多建有专门的公共卫生服务网络，全科医生仅负责提供部分公共卫生服务。

在澳大利亚，健康保险委员会（Health Insurance Commission, HIC）负责管理全科医生业务。联邦政府制定了一个医疗保险福利目录（Medical Benefits Schedule, MBS），该目录列明了服务项目以及服务标准。诊疗费主要由医疗保险委员会进行支付，对于全科医生，偿付标准为 MBS 价格的 100%。如果一个家庭一年需支付的费用超过了政府所规定的上限，医疗保险制度对超过的部分按 80% 进行补贴。这种补贴即被认为是一种"第三方支付关系"（表 7）。

表 7　全科医师酬劳的主要支付方式及待遇情况

国　　家	主要支付方式			全科医师收入与社会平均收入之比
	固定薪酬	按人头支付	按项目付费	
美　　国		√		3.5
英　　国		√		3.6
澳大利亚				1.7
德　　国			√	3.7
法　　国			√	2.1

数据来源：*OECD Health Data* 2011。

2. 鼓励全科医生到农村或偏远地区工作的政策

在改善城市与农村或偏远地区卫生人力资源分布不平衡状况方面，各国也采取了不同的政策措施。美国政府鼓励非美国医学院校毕业的医生到这里工作，经过若干年后，这些国际医生将可获得美国的永久居留权。澳大利亚政府为了进一步推进农村卫生工作的良性发展，采取了许多激励政策鼓励全科医生到农村或偏远地区工作，包括一般2万澳元的安置补助、5万~7万澳元培训补助（均为一次性）以及其他专门的偏远地区补助等。这些措施有力地保证了社区医生的工作、生活稳定和社区服务的需要。各国这一系列的努力，目的都是为了提高全科医生工作的积极性，加强国家基层卫生体系的建设。

（五）小结与分析

1. 系统化的全科医学教育体系

大多欧美国家在大学本科时便培养学生对全科医学的兴趣，全科医学的选修课从学生入学起开设，延续几年；在医学生毕业前最后一年安排必修课，进行数周的全科医学课程学习。在完成学校教育进入住院医生培训阶段时，学生均分流为全科、专科不同的培养方向，且国家的分流比例由国家根据社会的需要浮动控制。这在一定程度上保证了基层卫生服务人员所需数量的充足。而对临床和社区培训基地的选择，也均要求有明确的教学目标和规范的教育培训计划，同时需要社区培训机构有能够承担培训任务的全科（家庭）医生多实行"一对一"、"面对面"指导，如此才能完成教学任务。

欧美发达国家住院医师规范化培训的培训费用主要由政府提供。政府根据财政预算和社会医疗保健各层次的需求，确定每年住院医师的受训人数，培训基地严格按计划招收临床医学毕业生，避免浪费。在学校医学基础教育费用筹资体系方面，各个国家的情况有所不同。有的政府几乎承担所有的医学教育相关费用，而有些国家医学院校的经费由政府拨款、学生学费和社会捐赠三部分组成。

其次，大多数国家对全科医生的继续教育贯穿了医生整个职业生涯，保证了医生医疗知识的及时更新与技术的不断改进。充分利用现代化教学手段和通信工具，采取讲座、经验交流、学术研讨和远程网络等多种方法开展的继续教育，不仅降低了培养成本，从而更有效地提高了培养的效率。这些教育活动由国家的各色医师协会定期组织开展，保证了医生继续教育活动开展的延续性和多样性。

2. 适当的鼓励与激励政策

在全科医学教育和引导毕业生向社区流动、在农村及边远地区就职，许多国家出台了相应的激励政策支持，主要体现在工作待遇、职称晋升和继续教育等方面。从经合组织（OECD）的数据来看，在大多数国家内，专科医生以工资为主要收入的数量较多，而以工资为主要收入的全科医生数量比例却明显占少数，大多数全科医生采用自雇的形式进行行医，而非以医疗机构雇员的就业方式。这种自主就业的工作形式提供了一种更为灵活和激励性的收入补偿，有利于吸引更多人才从事全科医学方向的工作。

然而，虽然欧美的全科医生教育体系相对成熟，但由于所处的环境与历史背景不同，我国仍需在借鉴学习国外优秀成果的基础上，探索出真正适合我国国情的全科医生培养模式。

四、我国全科医学发展的对策思考

随着我国医疗体制改革的不断深入，卫生资源不足，城乡卫生发展不平衡，百姓"看病难、看病贵"等社会问题的存在，全科医学的发展面临着巨大的市场需求，应从国情出发，针对现在全科医学发展和全科医生培养中存在的问题，采取切实可行的办法，促进全科医学的健康发展。

全科医学的学科特征既符合医疗改革方向，又符合医学模式从生物医学模式向"生物—心理—社会"医学模式的转变。在"保基本、强基层、建机制"的医改过程中，以全科医疗为特征的基层医疗卫生服务既能较好地解决"看病难、看病贵"等现实问题，同时，也利于解决好国民的健康"守门"和医保"守门"的长远问题。推进全科医生制度既是我国医改的重点和方向，也是值得借鉴的国际经验和满足人民群众日益增长医疗保健需求的有效保证。因此，高度重视全科医学、全科医疗、全科医生制度的建立与完善，也是我国经济社会发展面临的重要战略选择。

1. 全科医生的培养要求全科医学学科建设的加强

全科医学是一个面向社区与家庭，整合临床医学、预防医学、康复医学以及人文社会学科相关内容于一体的综合性医学专业学科，是一个临床二级学科；其范围涵盖了各种年龄、性别、各个器官系统以及各类疾病。其主旨是强调以人为中心、以家庭为单位、以社区为范围、以整体健康的维护与促进为方向的长期综合性、负责式照顾，并将个体与群体健康融为一体。世界卫生组织早已提出：80% 以上的居民健康问题可以在基层解决，而最好的解决办法就是发展全科医学，培养合格的全科医生，逐步做到"小病在社区，大病进医院"。

目前我国仅有为数不多的医学院校建立了全科医学系，且总体上看师资组成较为单一，只包括了高等医学院校的理论师资，没有有效整合全科医学的临床和社区师资。因此，高等医学院校应充分发挥学科建设和人才梯队培养方面的优势，整合有效的教学资源，通过健全全科医学系建立一支专职的优秀师资队伍，促进全科医学学科建设与专业发展，以更好地发挥其在全科医学人才培养中的作用。同时，应该逐步建立统一规范的全科医生培养制度，完善全科医学学科建设，加强全科医生的业务学习和技能培训，形成规范化的培养方案与管理体制机制，加强全科医学发展的教育基础和环境建设，培养科研和实践能力过硬、综合素质较高、满足社会发展需求的全科医学人才。

2. 医学模式的转变要求卫生服务模式的相应调整

全科医疗（General Practice）是在通科医疗的基础上，通过整合生物医学、行为科学、社会科学的最新研究成果而发展起来的一种新型的基层医疗模式。现已在世界上多个国家和地区推行，尤其在发达国家，全科医疗已得到医学界和公众的普遍认可。全科医疗是在英国、澳大利亚和中国香港等地区的称呼，在北美的一些国家和地区如美国、加拿大以及中国台湾则被称为家庭医疗（Family Practice），一方面是为了区别于由通科医生提供的通科医疗，另一方面是为了突出这一领域的专业性特色。而中国大陆的社区卫生服务实际上是主要由全科医生提供的以全科医疗为模式的服务。

从 20 世纪 80 年代开始，医学模式就由生物医学模式转变为生物—心理—社会医学模式。医学模式的转变充分说明了社会因素、心理因素和行为因素对人体健康的影响。医学模式的转变，促使了人们的健康观念的变化，人们正在跳出"防病治病"的小圈追求保健、康复、精神愉快、健康长寿的综合性健康服务。人们这种对健康需求的变化，从客观上要求建立新的卫生服务模式，这就是以全科医疗为模式的社区卫生服务，它除了关注生物学的人以外，还关注人的行为与社会给予人健康方面的影响，是生物—心理—社会医学模式的载体。社区卫生服务是以健康为中心，家庭为单位，社区为范围，需求为导向，融预防、保健、医疗、康复、健康教育及计划生育技术服务于一体的健康服务体系，而能够提供这种服务的人才正是全科医学所培养的人才。所以，必须培养一批能胜任个人、家庭和社区的"健康守门人"，医疗保健系统的协调者，社区卫生资源的有效利用和管理者，健康教育和医疗保健的咨询与指导者，社会活动家等角色的全科医生队伍，以适应社区卫生服务的需要。

3. 医疗体制的改革要求全科医生制度的完善

建立全科医生制度，对于提高基层医疗卫生服务水平，缓解人民群众"看病难、看病贵"，具有重要意义。积极稳妥地推进全科医生制度建设，是我国医疗体制改革的重要举措之一，各级政府和卫生管理部门给予了高度重视，同时也需要城市医院提供支持。

通过以上讨论与分析，对我国全科医学发展对策提出以下思考与建议。

（一）加强政府领导，完善政策配套

1. 政府主导、多方参与

坚持以社会效益和改善民生为核心，以全科医师队伍建设为重点，由各级政府统一领导，组织与协调卫生行政部门、发改委、体制改革的牵头部门及医保、人事、计生、财政等部门，充分发挥市场的决定性作用，充分发挥医疗卫生机构、高等医学院校及社会组织的作用，共同推进全科医学、全科医生、全科医疗制度，严格按全科医生培养规划，明确

职责，狠抓落实。坚持以区域卫生规划和卫生人力资源规划为依据，合理利用辖区医学教育和卫生资源，整合资源、统筹安排符合条件的医疗卫生机构开展规范化培训工作。

2. 确定重心、建立制度

"保基本、强基层、建机制"是新医改的工作重心，而全科医学、全科医疗、全科医生的推行更应作为重中之重。要根据"国务院关于建立全科医生制度的指导意见"的精神，逐步建立和完善不同地区、不同阶段的全科医生培养制度，明确人才培养、准入、退出等相关管理制度。如：经过一段时间的人才培养与补充，逐渐将非正规学历教育及转岗培训的全科医生通过自然淘汰或安排其他就业岗位等退出机制，切实提高全科医学人才队伍素质。

3. 制定规划、配套政策

制定多部门参与的统一、协调、长远的人才培养和发展规划，包括医疗卫生机构和医护人员的布局、建设发展的进度等，并注意减少政策间的相互矛盾与抵触。设立全科医生专职岗位，制定原人员转岗、资格变更以及新进人员各种优惠政策；建立科学合理的考核评估体系；对多点执业、多种形式的新型组织出台相应完整、配套的政策；建立服务基层医疗机构检验、会诊的综合平台；加快促进医改、医保之间的衔接；逐步建立和完善"双向转接诊"、"慢性病管理"、"健康档案"等制度；出台激励政策，吸引患者到社区医疗机构诊疗，并逐步与公共卫生政策、高校毕业生政策等配套。

4. 城乡并重、面向基层

坚持以医疗卫生服务需求为导向，注重培养与使用相结合，既要考虑城市社区医疗，又要特别重视农村基层医疗，综合考虑城市社区和农村基层卫生人才培养，合理确定培养任务、培训基地和培训规模。鼓励优先招收经济薄弱地区的基层卫生人员参加培训，并适当调整医疗投资方式、收入分配方式，在这些政策上尽量向农村基层医疗倾斜。

5. 规范培养、加大投入

坚持以能力建设为重点，理论学习与技能培训并重。以政策为保障，鼓励高等医学院校为不发达地区定向培养全科医学专业本、专科学生。并实行定向培养与社会化管理并举，统一培训标准，规范考试考核，确保培训质量。制定有利于全科医师从事社区工作的优惠政策，加大资金投入，对开展全科医学教育做出突出贡献的单位和个人给予国家级、省级表彰和奖励，稳定和吸引优秀人才服务社区。

（二）社会多方参与，促进健康发展

全科医学教育培训工作需要各有关部门协调，社会多方尤其是高等医学院校和综合性医疗服务机构积极参与，充分利用现有教育和卫生资源，促进全科医学教育健康发展。

1. 政府应支持有条件的高等医学院校探索开展多种形式的全科医学教育

开展全科医师规范化培训的最终目的是为社区卫生服务提供高质量的全科医学人才。由于"转型"培训难以解决当前全科医生数量不足和质量不高的问题，在现有基础上应积极探索培养全科医生的其他途径。在学习、借鉴国外先进经验的基础上，开创有中国特色的全科医学人才培养教育方案。

加强全科医生的培养要充分发挥高等医学院校在人才培养和教学设备、信息方面的特殊优势，做到两手抓，一手抓转型培训，一手抓学历教育。这既是应急的需要，也是长远发展的需要。全科医生经过 5 年临床医学本科学历教育，再经过 3 年全科医学规范化培训。这是基本与国际接轨的模式，是今后的发展方向。建议全科医生培养的前 5 年与后 3 年统一培养模式，如前 5 年明确是全科医学专业本科学历教育，后 3 年也是全科医学方向的学历教育后培训。并且后 3 年住院医师培养和研究生教育合而为一，即执业医师考试合格后，可同时获得全科医生执业资格和临床医学（全科医学方向）硕士学位。严格住院医师考核评价标准与准入条件。建议 3 年住院医师培养阶段，实行导师制和学分制管理，完成规定学分并通过执业考试后，无须进行硕士论文答辩即可获得研究生学历和学位。

把全科医师的培养、使用与管理进行有机地结合，加强取得执业资格的全科医师的继续医学教育，并将其参加继续教育的情况作为今后职务晋升、执业资格注册及再注册的必备条件之一。解决好全科医师规范化培训与临床硕士专业学位教育如何更好地相衔接的问题。

2. 医疗资源集中的综合性大医院应充分发挥在全科医生培养中的作用

当前，我国的全科医生将主要通过毕业后全科医学教育和岗位培训等方式进行培养，综合性教学医院应担负起此重任。目前，我国为数不多的综合性医院先行建立了全科医学专科，承担着全科医师规范化培训及在职人员岗位培训的工作，并开展了具有全科医疗特色的人性化服务，这对带动全科医学科研发展，确立全科医学学术地位；开展全科医学教学工作，推动全科医学教育的发展；以及作为连接社区与综合医院的桥梁，畅通双向转诊的通道发挥了极为重要的作用，应认真总结经验与不足，进一步推进与拓展。

建议在综合性教学医院中设立全科医学专科，这将有利于：组织全科医学教育师资参与全科医疗实践，同时负责全科医学教学工作；作为全科医师规范化培训的教学基地，按照《全科医师规范化培训大纲》指导学员完成培训工作，包括其全科医学研究生阶段的学习；对广大社区卫生服务中心在岗全科医师定期进行继续教育培训，帮助其提高全科医疗服务水平；作为高等院校医学专业的实习轮转科室，让学生了解全科医学的概念、独特的知识技能，激发学生对全科医学的兴趣，并选择全科医师作为终身的职业。

我国综合性医院大多有较好的学科体系和学术环境，加上人才、技术集中，具备全科医师所需的内、外、妇、儿等临床教育资源，这是学员们掌握基本医疗技能的最佳场所。

综合性医院在临床条件、处理疑难危重的患者和临床科研方面具有丰富经验的师资队伍，能够全面提高全科医师对常见病、多发病的诊治水平，这对推进社区医疗服务，有效利用卫生资源重大的现实意义。

3. 正确定位学科发展，重视"守门人"角色

全科医学是以人为中心，以维护和促进健康为目标，向个人、家庭与社区提供连续、综合、便捷的基本卫生服务的新型综合性医学专业学科；是面向社区与家庭，整合临床医学、预防医学、康复医学以及人文社会科学的相关知识技能于一体的新型临床二级学科，具有区别于其他临床学科的鲜明特色。全科医学也是一种先进的文化，具有引领、凝聚、发散的作用。全科医学具有广阔的学术和市场空间。全科医学是临床医学与公共卫生间的桥梁，是一种未来的方向。我国引进全科医学的同时，应充分注意到这个学科的发展趋势，用科学的态度下决心加强全科医学学科建设，丰富和发展全科医学内容，适应我国国情和卫生服务改革需要。WONCA/WHO鼓励高等医学院校成立全科医学系，加强全科医学毕业后教育基地建设，充分利用教学型医疗机构资源优势，加强全科医学教育研究，建立全科医学教育与教学方法，加强全科医学学科建设和师资队伍建设，促进全科医学学科发展。因此，高等医学院校理应成为全科医学学术和人才的中心，为学科构建发展平台。

全科医生作为全科医疗的卫生服务提供者，是对个人、家庭和社区提供优质、方便、经济有效的、一体化的基层医疗保健服务，进行生命健康的全过程、全方位负责式的医生，是医疗保健系统和健康保险体系的最佳"守门人"。医疗保障部门应进一步研究完善涉及全科医疗的医疗保障政策和优惠措施，积极采取按人头预付、按绩效支付等混合支付方式，其他各有关部门应积极研究制定相关政策，使全科医生的"守门人"角色得以有效实现；高等医学院校要正确定位学科发展方向，以推进全科医学教育和全科医生制度的科学发展。

4. 规范完善全科医疗团队服务模式，提升全科医疗服务品质

新的全科医疗团队服务模式把从事营养、健康教育、行为医学、康复护理、社会工作等方面的专家学者等都包含在服务团队中，对促进医疗卫生服务的完整性、统一性、协调性具有重要的意义和作用，可为改善医疗卫生服务效果、深化基层卫生改革，提供新的思路和方法，具有较好的应用推广前景。对此，应进一步研究制定规范，科学合理设置全科医疗服务团队模式的人员组成、服务内容与方式、管理考核与运行机制，充分发挥全科医疗服务团队模式的作用。

（三）完善考核、分配激励机制，激发全科医生的服务责任性与积极性

1. 完善对社区全科医疗服务的绩效管理

健全和完善包含全科医疗服务在内的社区卫生服务绩效评价指标体系，指标设立应

既科学全面，又简单可操作。将绩效管理工作制度化，逐步建立社区卫生服务科学管理的长效机制。在评价绩效时，可利用"标准服务量单位"对社区卫生服务项目的服务量进行当量转换标准化，对全科医生形成直观的激励与职责考核。在社区内部建立良性的竞争机制，鼓励他们多开展工作并努力提高群众满意度，充分调动社区内全科医生的工作积极性，提高社区卫生服务的工作质量。

2. 优化社区卫生服务经费分配

社区卫生服务的绩效管理具有提高服务质量、进行经费分配和评价目标三种目的。因此，社区卫生服务的绩效管理体系不但是卫生系统机制问题，同时也是体制问题，所以必须与经费分配一并考虑和充分结合，才能建立起公平、高效的绩效管理体系。建立灵活可调节的经费分配与绩效考核机制。在以工作质量为评估结论时，对社区卫生服务项目的每一项工作量都进行评估，不断细化和优化经费分配的细则，保证工作的进行。

3. 健全完善专门的人事管理制度

为促进全科医生队伍的培养和发展，各级卫生行政部门需要配合人事部的进一步健全完善相关人员编制制度，同时制定合理配套的薪酬制度，安排好福利、住房公积金和各种保险的发放和缴纳，促进人员的相对固定和稳定。同时，为全科医生建立合理有效职称评定体系和管理制度，通过考试、科研评定和推选，鼓励终身学习，有所回报，最终形成相对完善的、切合实际的、科学可行的人事管理制度。

4. 建立健全补偿与激励机制

目前，我国社区卫生工作人员普遍存在收入相对较低、工作积极性不高等问题，这也是人才培养工作的瓶颈之一。总的来说，只有全科医师职业地位提高，收入分配和比例与其他专科医师相当并稳定，才能吸引大量人才进入全科医学队伍，形成良性竞争，促进全科医学发展。此外，注重全科医师的培养和发展，为他们提供良好的行医环境，并提供培训与学习机会，提高他们的科研学术水平。全科医师的地位与目前全科医师队伍的现状以及全科医师的收入密切相关，而全科医师的收入又与补偿机制有关。他们之间是相辅相成的。政府必须有长远发展计划，在现有的政策基础上加大对全科医学的投入力度，制定相应的配套政策与措施，建立健全补偿与激励机制，确保全科医生的劳动报酬，提高其社会地位，才能激发基层医疗人员的服务热情、积极性与主观能动性，吸引更多的从业者，使全科医学和全科医生队伍持续稳定发展。

（四）加强全科医疗质量控制与管理，赢取群众信任与支持

1. 提高全科医学人才质量

全科医学是一门新兴学科，缺乏专业人才。目前我国全科医学队伍主要有原基层单位

从事医务工作的人员经过短期培训形成的，没有经过正规的学历教育与专门技能培训。这样势必会影响群众对全科医学的信任，造成群众对社区卫生服务不感兴趣或没有信心，导致社区卫生服务功能无法落实，影响全科医生的社会地位，使全科医学不能健康持续发展。目前社区卫生服务在方便、可及等方面赢得了居民，但从长远发展上看，全科医师的素质和水平才是赢得群众信任和提高社区卫生服务质量的根本保证，这些除了需要依靠正规优质的教育培训、做好专业宣传与推广工作之外，还应建立科学合理的退出机制与配套政策。同时，在理念上对全科医学教育的认识还不够，还没有充分认识到没有学科体系建设，大学里没有全科医学教研机构，没有高水平的师资队伍，没有投入和保障机制，全科医学就是"空中楼阁"。人才跟不上关键是学科建设跟不上。此外，还应明确全科医学教研机构最终应建在临床机构中，卫生管理和公共卫生可作为重要的组成部分。

2. 落实管理制度，提高全员质量意识

社区卫生服务机构的管理制度制定后，要落实到位，做到人人认识制度、熟悉制度，将管理制度有机地融合到各个质量管理的环节中。落实和坚持质量管理培训工作，树立全员参与的理念。社区工作人员的质量意识如何是实施质量管理方案的根本问题。质量意识是每个社区工作人员尤其社区全科医生对待质量问题和质量管理的思想观念，它决定了工作人员的行为表现。强化社区卫生服务人员的质量意识，有助于质量管理工作的展开。

3. 制订可行的质量管理方案

将社区卫生服务质量管理按机构、技术、人员、信息、药品、财务、设备和管理质控等分为几部分，并将其分级、分项和分人管理。在管理的组织体系中，明确各机构和领导小组的职责与任务，保证分工的明确及质量评估的可重复性。现有的社区卫生服务质量管理模式多种多样，可采用如 PDCA 模式等，使各管理环节循环相连，环环相扣。

4. 充分发挥和利用信息网络技术的价值

随着信息技术和网络技术在社区卫生服务领域的应用，以全科医生诊疗过程为核心的电子病历开始应用于社区卫生服务领域。电子病历是记录了患者的健康和诊疗状况的终身电子信息载体，它客观、完整、连续地记录了病情变化及诊疗经过，是临床进行科学诊断、治疗的基础资料。加强社区卫生服务电子病历的质量管理和运用，有利于提高医疗质量管理、规范医疗流程及提高社区卫生服务的医疗水平，保证医疗安全。

5. 加强全科医学的宣传与教育工作

开展多层次、广覆盖的宣传工作是提高群众认知度和全社会支持的重要保证，有利于学科建设发展与人才培养，有利于改变群众的就医行为和信任度，有利于提升全科医生的荣誉感和责任感。国家和医疗界及全社会应加强对全科医学的宣传力度，让全科医学真正

走进百姓生活，让群众了解全科医生在百姓生活中扮演的重要角色，让百姓对全科医学有更多的认可和信任。

参 考 文 献

[1] 张艳云, 刘启贵, 李月英, 等. 从国情出发对我国全科医学发展现状的探析和方向的思考 [J]. 中国医学创新, 2012, 23: 159-161.

[2] 张晓玲, 韩建军. 澳大利亚与中国全科医学教育的比较和思考 [J]. 中国全科医学, 2004, 5: 302-304.

[3] 陈妍. 浅谈我国全科医学和全科医生的现状及发展趋势 [J]. 海军医学杂志, 2011, 32: 428-429.

[4] 祝丽玲, 张艺潆, 王佐卿, 等. 国外全科医学教育模式对我国的启示 [J]. 中国医院管理, 2012, 32: 69-70.

[5] 杜文娜, 许璐璐. 全科医生制度下全科医学教育的思考 [J]. 黑龙江高教研究, 2012, 216 (4): 69-71.

[6] 廖海金. 请以体面待遇"款待"全科医生 [N]. 医学经济报, 2011, 9 (7): 2.

[7] 姜春燕, 刘力戈, 李敏. 结合西方国家全科医学发展史反思我国的全科医学现状 [J]. 临床和实验医学杂志, 2012, 11: 1253-1255.

[8] 侯清华, 许轶, 黄海浪, 等. 关于发展全科医学教育社会认同问题的思考 [J]. 西北医学教育, 2012, 20 (3): 438-440, 471.

[9] 徐江荣, 郭化山, 乌建平. 专科层次的全科医学教育与国情 [J]. 中国全科医学, 2011, 14 (28): 3254-3255.

[10] 赵雪, 吴红月. 全科医生培训亟待解决学科建设问题 [N]. 科技日报, 2011-04-28.

[11] 伍德威. 家庭医生制度保障初级医疗服务 [J]. 中国医院院长, 2010 (19): 90.

[12] 黄亚芳, 沈沁, 郭爱民. 中国高校全科医学专业师资现况分析 [J]. 中国公共卫生, 2010, 26 (4): 437-438.

[13] 谢波, 陈力, 缪李丽. 论大型综合医院全科医学带教方法 [J]. 重庆医学, 2009, 38 (12): 1549-1550.

[14] 刘小平, 路孝琴, 黄亚芳, 等. 我国全科医学教育培训中的问题与建议 [J]. 继续医学教育, 2010, 24 (6): 4-6.

[15] 刘丽娟. 国内外全科医学教育的发展 [J]. 解放军医院管理杂志, 2005, 12 (2): 154-155.

[16] 王嵬. 国内外全科医学专科医师制度及相关问题探讨 [J]. 全科医学临床与教育, 2006, 4 (5).

[17] 杨菊贤, 杜勤. 家庭医学是全科医学的发展——台湾地区的家庭医学 [J]. 医学与哲学, 2000 (2): 51-52.

[18] WONCA, WHO. Improving health systems: the contribution of family medicine a guidebook, 2002.

[19] 周小冬, 卢建华. 对我国全科医学教育的分析与思考 [J]. 南京医科大学学报: 社会科学版, 2008 (4): 33.

[20] 吕慈仙. 国外全科医生培养方式及其对我国高等院校的启示 [J]. 中国农村卫生事业管理, 2012, 32 (8): 779-782.

[21] 吴胤歆, 黄子杰. 英、德、美、法四国医学教育的共性与启示 [J]. 中国高等医学教育, 2009 (10): 42, 44.

[22] 钱卫国, 沈义方. 德、法、英在职医学教育及全科医学发展考察 [J]. 中国卫生事业管理, 1998 (9).

[23] 李志旻, 曹书杰, 李天庆. 澳大利亚社区服务与全科医生培养对中国公共卫生事业的借鉴意义 [J]. 中国医药, 2009, 13 (6): 78-80.

[24] 赖小玫, 刘朝杰, 裴丽冠. 澳大利亚全科医生培养使用方法对中国人才队伍建设的启示 [J]. 卫生软科学, 2009, 23 (4): 470-473.

[25] 丁文龙, 黄钢. 法国医学教育制度的特点及启迪 [J]. 中国高等医学教育, 2008 (1): 20-22.

[26] 张勘, 许铁峰, 胡天佐. 国外全科医学发展与上海全科医学专科医师制度探索与实践 [J]. 社区卫生保健, 2007 (3): 153-156.

［27］马家驹. 美国的全科医生制度［J］. 医院管理论坛，2010（3）：52-53.

［28］杨辉. 澳大利亚的全科医生持续职业发展——以服务质量保障和病人安全为主题［J］. 中国全科医学，2008，（13）：1125-1129.

［29］2005 国际全科医学家庭医学教育论坛［J］. 中国全科医学，2006（1）.

［30］胡丹. 中外全科医学教育模式的比较与分析［J］. 九江学院学报：自然科学版，2011，26（1）：91-94.

［31］张俊权. 澳大利亚全科医生培养模式对中国的启示［J］. 中国全科医学，2005，8（17）：1399-1401.

［32］叶平，杨波，王魁英，等. 国外部分发达国家全科医生的培养和使用概况［J］. 西南军医，2007，9（2）：112-113.

［33］王小万，杨莉，胡善联. 按人头付费、工资支付、按项目付费及混合支付制度对初级保健医生行为的影响［J］. 中国循证医学杂志，2008，8（6）：416-417.

［34］韩洪迅. 解读欧美全科医生［J］. 中国医药指南，2007（7）：20-23.

［35］袁曙宏. 英、以、波医疗卫生体制改革比较分析及对我国的启示［J］. 行政管理改革，2012（4）.

［36］丁杨. 德国和英国全科医师支付补偿机制比较［J］. 中国卫生人才，2010（2）：52-53.

［37］赵永生. 澳大利亚医疗保险支付制度［J］. 中国医疗保险，2011（11）：67-71.

［38］王雅. 国外全科医学教育及我国全科医学教育的现状［J］. 卫生职业教育，2002，20（8）：22-23.

［39］梁万年. 全科医学、全科医疗和全科医生［J］. 中国学校卫生，2004，25（2）：252-256.

［40］张勘. 上海全科医师培养的探索与展望暨国内外概况［J］. 实用全科医学，2007，5（10）：847-848.

［41］周亚夫. 高等医学院校在全科医生培养中的地位与作用［J］. 中国全科医学，2005，8（23）：1927-1928.

［42］郭爱民. 我国全科专科医师培养现状与思考［J］. 中国全科医学，2009，12（7）：527-528.

［43］姜雪萍，周淑娟. 科医生培养及发展思路［J］. 中国社区医师·医学专业，2010，12（17）：247.

［44］郑闻，陈昌贵，张涛. 综合性医院中全科医学专科的建立与职能［J］. 中国医院，2009，13（1）：46-48.

［45］肖纯怡，程晓明. 全科医生队伍建设与全科医学教育现状分析［J］. 全科医学教育与模式探索，2003，6（8）：642-644.

［46］杜娟，郭爱民，路孝琴. 我国全科医学教育研究现状及展望［J］. 继续医学教育，2009，23（3）：9-12.

［47］梁万年. 中国全科医学人才的培养——在中国高等教育学会医学教育专业委员会全科医学教育研究会成立大会上的讲话［J］. 中国全科医学，2008，11（3）：187-188.

撰稿人：周亚夫　李　鲁　方力争

城市社区卫生服务发展研究

一、引言

  健康是人的基本权利，是人全面发展的基础。医疗卫生事业是社会公益性事业，直接关系着人民的生命健康和社会的安定和谐。城市社区卫生服务作为基本医疗服务和公共卫生服务的"双重网底"，是城市医疗卫生工作的重要组成部分，担负着做好居民"健康守门人"的重要使命。

  社区卫生服务是在政府领导、社区参与、上级卫生机构指导下，以基层卫生机构为主体，全科医师为骨干，合理使用社区资源和适宜技术，以人的健康为中心、家庭为单位、社区为范围、需求为导向，以妇女、儿童、老年人、慢性病患者、残疾人等为重点，以解决社区主要卫生问题、满足基本卫生服务需求为目的，融预防、医疗、保健、康复、健康教育、计划生育技术服务等为一体的，有效、经济、方便、综合、连续的基层卫生服务。深化医药卫生体制改革以来，党和政府高度重视和大力发展城市社区卫生服务。健全社区卫生服务体系，推进社区卫生服务机构标准化建设，完善社区卫生服务模式，提高社区卫生服务水平，对于落实"预防为主，防治结合"的工作原则，优化医疗卫生资源配置，方便群众就医，减轻费用负担，建立和谐的医患关系，缓解人民群众"看病难、看病贵"问题发挥了重要的作用。

  本报告作为"全科医学学科发展报告"的专题报告，旨在从城市社区卫生服务的发展背景与历程、发展现状、面临的挑战和对策等方面全面介绍我国城市社区卫生服务，引导全社会更加关注和支持社区卫生事业，共同推进社区卫生服务可持续健康发展，实现"人人享有基本医疗卫生服务"的目标。

二、我国城市社区卫生服务发展背景及发展历程

  新中国成立以来，特别是改革开放后，我国医药卫生事业取得了显著成就，覆盖城乡的医药卫生服务体系基本形成，人民群众健康水平明显改善。然而，随着工业化、城镇

化、经济全球化以及人口老龄化进程加快，医疗卫生资源配置水平逐渐同人民群众健康需求及经济社会协调发展要求不相适应，对基本医疗卫生服务提出了新的挑战和更高要求。社区卫生承担着城市公共卫生和基本医疗双重网底的重要功能，是实现人人享有基本卫生保健的基础环节。发展社区卫生服务，建立适宜我国国情的基本医疗卫生体系是新时期医疗卫生体制改革的根本趋势和有效应对当前一系列健康挑战的必然选择。

中国社区卫生服务的发展有一个特点——社区卫生和全科医学的发展是同步的，面对基层卫生医疗发展的急迫需求，社区卫生服务和全科医学基本上是同步产生、发展的，综合来看我国社区卫生服务的发展历程可概括为三大阶段：

1. 酝酿阶段（20 世纪 80 年代—90 年代中期）

我国的医疗卫生体制逐步走上市场化发展道路，医疗卫生资源逐渐向大医院集中，人民群众"看病难、看病贵"问题逐渐凸显。

2. 产生和建设阶段（1997—2005 年）

这一阶段以 2002 年十一部委联合发文为标志又可分为前期的试点阶段和后期的体系框架建设阶段，通过这一阶段的发展我国社区卫生服务完成了标准化的体系框架建设。

试点阶段（1997—2002 年）：1997 年 1 月《中共中央　国务院关于卫生改革与发展的决定》明确提出"改革城市卫生服务体系，积极发展社区卫生服务，逐步形成功能合理、方便群众的卫生服务网络"的重要决策。1999 年 6 月，卫生部确定了北京等 12 个城市为全国城市社区卫生服务工作联系点，社区卫生服务试点探索取得良好开端。

体系框架建设阶段（2002—2005 年）：2002 年 8 月，卫生部等十一部委联合颁布了《关于加快发展城市社区卫生服务的意见》（卫基妇发〔2002〕186 号），提出鼓励社会力量共同参与，构建以社区卫生服务为基础、合理分工的新型城市卫生服务体系。社区卫生服务机构建设得到了各级政府和相关部门高度重视，体系建设步伐逐步加快。

3. 发展和改革阶段（2006 年至今）

这一阶段我国的社区卫生服务在完成了基本的体系建设之后逐步向内涵建设过渡，强调社区卫生服务的体制机制建设和服务模式创新。

2006 年 2 月，《国务院关于发展城市社区卫生服务的指导意见》（国发〔2006〕10 号）及九个配套文件颁布。2007 年 8 月，全国城市社区卫生服务体系建设重点联系城市工作全面启动。各级政府协调相关部门，加大财政投入，加快网络体系建设，加强人才队伍培养，拓宽服务模式。

2009 年 3 月，深化医药卫生体制改革全面启动。作为深化医改的重要交汇点和突破口，社区卫生服务体系建设得到了前所未有的重视和投入。按照"保基本、强基层、建机制"的基本原则，遵循统筹协调、突出重点、循序渐进的改革路径，社区卫生综合改革取得长足进展，社区卫生服务体系基本建成。

三、我国城市社区卫生服务发展现状

（一）网络建设

1. 社区卫生服务网络基本建立，基本卫生保健可及性逐步提升

城市社区卫生服务机构建设规划明确提出"每个街道都有社区卫生服务机构"的发展目标，各地加强区域卫生规划，优化卫生资源结构和布局，加快社区卫生服务网络建设步伐。目前，全国所有地级以上城市、市辖区和80%以上的县级市都已开展社区卫生服务。截至2011年底，全国已设立社区卫生服务中心（以下简称中心）7861个，社区卫生服务站（以下简称站）2.5万个。十年间社区卫生服务中心和站数量平均增长速度分别达到17.9%和15.0%（图1）[1]。已初步建立了以社区卫生服务中心为主，社区卫生服务站为辅，医疗诊所、医务室为补充的社区卫生服务网络，城市卫生服务网底逐步筑强，基本卫生保健可及性得以提升。

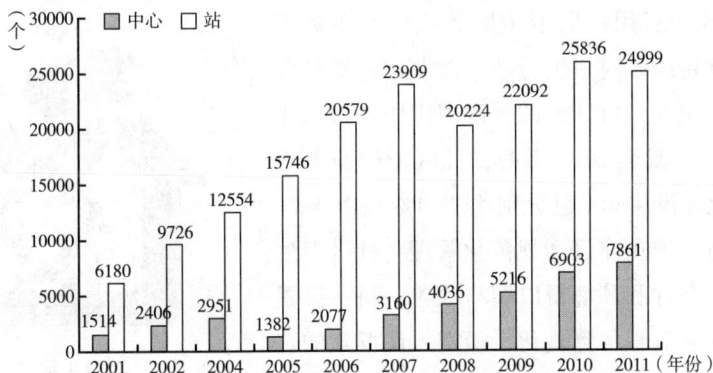

图1　2001—2011年全国社区卫生服务机构数

（数据来源：卫生部. 2012年中国卫生统计年鉴）

2. 举办主体呈现政府主导的多元化格局，满足人民群众多层次健康需求

在坚持政府承担主要举办责任的基础上，社区卫生服务体系建设遵循平等、竞争、择优的原则，鼓励社会力量参与办医，社区卫生服务机构举办主体呈现政府主导、社会力量广泛参与的多元化举办格局。目前社区卫生服务机构中由政府举办的占60.3%，企事业单位举办的占13.8%，社会团体举办的占1.7%，其他社会组织占5.5%，个人举办

---

① 十年间指2002—2011年，以2001年为基准年。平均增长速度按照几何平均法计算，下同。本报告中未做特殊说明的数据均是来源于《中国卫生统计年鉴》。

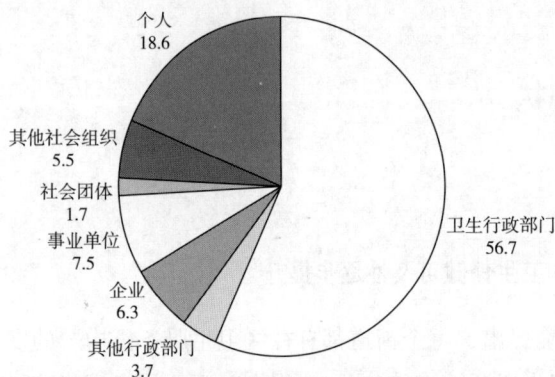

图 2　社区卫生服务机构举办主体（单位：%）

（数据来源：卫生部. 2012 年中国卫生统计年鉴）

的占 18.6%（图 2）①。在社区卫生服务机构的举办上，一方面，通过强化政府在社区卫生服务体系建设的投入和举办的主体责任，筑强和夯实了基本医疗卫生服务体系，确保了城市基本卫生保健的公平可及；另一方面，通过鼓励和引导社会力量举办社区卫生服务机构，增加了基层医疗卫生资源，扩大了服务供给，满足了人民群众多元化、多层次的医疗卫生服务需求。

3. 机构标准化建设逐步加强，社区卫生服务条件明显改善

社区卫生服务机构建设和基本设施设备投入力度不断加大，机构标准化建设和规范化管理全面推行。截至 2011 年底，社区卫生服务中心平均建筑面积 3129.1 平方米，社区卫生服务站业务用房面积平均为 357.1 平方米。为方便社区居民识别，卫生部从 2007 年起在全国统一启用社区卫生服务机构专用标识（图 3），并规定经政府卫生行政部门登记注册且取得《医疗机构执业许可证》的社区卫生服务机构才可使用该标识。截至 2011 年底，社区卫生服务中心和站标准化建设达标率已分别达 75.4% 和 78.8%。通过全面推行标准化建设和规范化管理，社区卫生服务机构就医条件和环境得以明显改善，科室设置更加合理，服务流程得到优化，赢得人民群众的普遍欢迎。

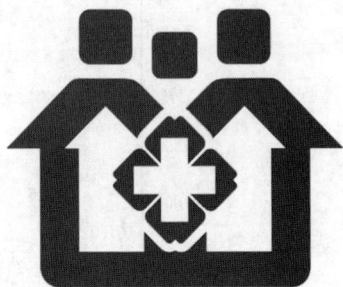

图 3　社区卫生服务机构统一标识

4. 社区卫生服务机构与医院和专业公共卫生机构分工合作机制逐步建立

首先，社区与医院构建医疗整合协作机制，医疗卫生资源配置与利用逐步优化。社区卫生服务机构与城市大中型医院在坚持各自功能定位的基础上，通过签订长期协作协议、院办院管、帮扶托管、组建医疗联合体（或医疗集团）等形式，逐步形成以社区卫生服务为基础的，分工明确、协作密切的新型医疗卫生服务体系。其次，社区与专业公共卫生机构建立互动协作机制，公共卫生服务体系有效加强。疾病预防控制、妇幼保健等专业公共卫生机构通过调整服务职能，将适宜在社区卫生服务机构开展的免疫接种、妇幼保健、卫

---

①　政府办指卫生、教育、民政、公安、司法、兵团等行政部门举办的社区卫生服务机构。社会团体指经其业务主管单位审查同意开展社会活动的非营利性社会组织。其他社会组织指联营、股份合作制、股份制、港澳台商和外商投资等社会组织。个人举办不包括私有企业所办的社区卫生服务机构。

生监督协管等服务下沉社区，并加强对社区在突发公共卫生事件应急、预防保健常规监测等方面的业务指导和技术支持（图4）。

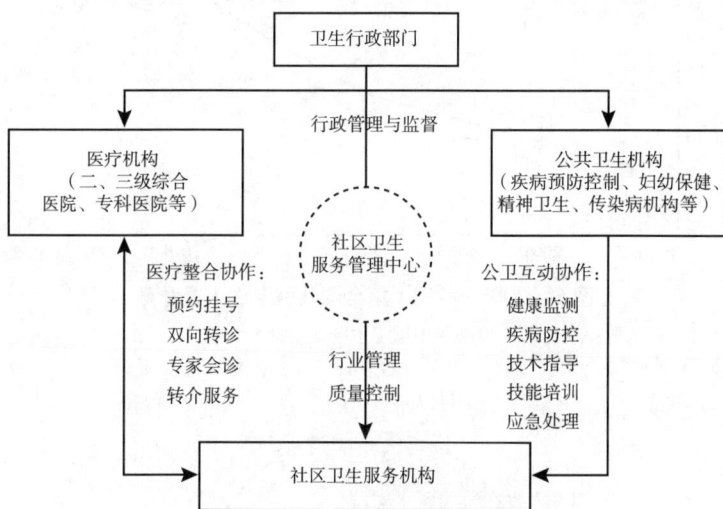

图4 城市两级医疗卫生服务体系

（二）人才队伍

1. 社区卫生人才队伍快速发展，人员配置水平逐步提高

本着"增总量，提质量，调结构"的发展思路，大力加强社区卫生人才队伍建设。截至2011年底，全国社区卫生人员总数达到43.3万人，占卫生人员总数（861.6万人）的5.0%，占基层医疗卫生机构人员总数（337.5万人）的12.8%；其中中心和站分别拥有32.9万名和10.4万名人员，平均每个中心拥有42名人员，每个站拥有4名人员。五年间（2007—2011年）社区卫生服务机构人员总数增长1.5倍（图5），中心和站分别增加22.3万人和3.4万人。从人力资源配置水平来看，中心每万服务人口拥有的卫生技术人员数由2008年的9.5名提升至2011年的10.7名，其中医生和护士数分别由2008年6.4名和3.1名提升至2011年6.9名和3.8名 [①]。

2. 社区卫生人才结构逐步优化，人才队伍素质明显改善

截至2011年底，社区卫生技术人员总数达36.8万名，占社区卫生服务人员总数的85.0%。社区卫生服务机构拥有执业（助理）医师15.9万名（其中执业医师12.6万名，执业助理医师3.3万名），占全国执业（助理）医师总数的6.4%；拥有注册护士12.0万名，占注册护士总数的5.3%（图6）。

---

① 数据来源：全国社区卫生服务体系建设重点联系城市基线调查与常规监测普查数据库（2008—2012年）。

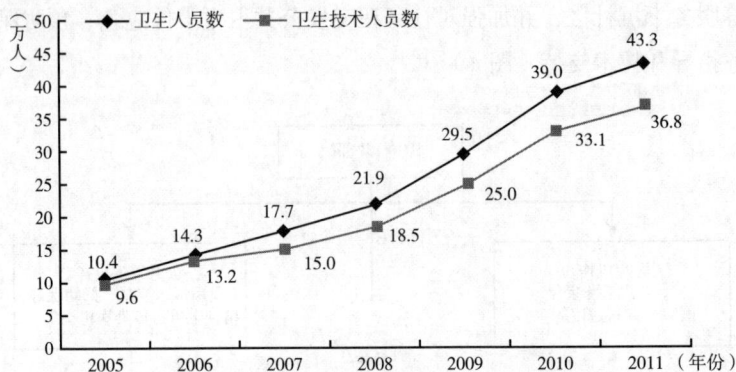

图 5　2005—2011 年全国社区卫生人员总数

（数据来源：卫生部. 2012 年中国卫生统计年鉴）

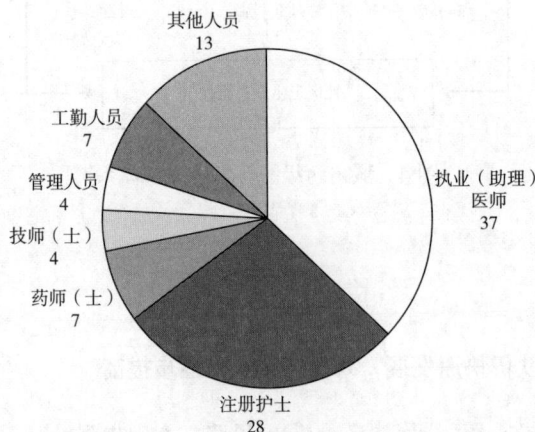

图 6　社区卫生人员结构（单位：%）

（数据来源：卫生部 .2012 年中国卫生统计年鉴）

从卫生技术人员素质结构来看，在年龄方面，中心卫生技术人员年龄结构以 25 ~ 44 岁为主，较 2005 年增长 11.1 个百分点。在学历方面，中心卫生技术人员以大专（占 40.3%）和中专（占 35.5%）为主，而大学本科以上（含研究生）占 19.1%，其中大专及以上（含本科和研究生）学历人员较 2005 年增长 16.5 个百分点。在职称方面，中心卫生技术人员技术职称以初级为主（占 63.9%），其次为中级（占 24.7%），而高级职称仅占 4.2%，其中中、高级职称人员比例较 2005 年增长 0.9 个百分点。目前社区卫生服务中心卫技人员以年富力强的中青年为主，且近年来卫技人员的学历结构明显提升，职称结构也有所改善。

3. 初步建立社区卫生人才培养培训制度，全面启动全科医生制度建设

为切实解决社区卫生服务发展的人才瓶颈问题，中央和地方各级政府高度重视社区卫生人才队伍建设，通过学校教育、毕业后医学教育、继续医学教育等多种培养渠道，为社区卫生服务机构培养知识全面、经验丰富、素质较高的社区卫生人才。2011 年 7 月，国务院出台《关于建立全科医生制度的指导意见》（国发［2011］23 号），明确将全科医生

培养逐步规范为"5+3"模式：即先接受 5 年的临床医学（含中医学）本科教育，再接受 3 年的全科医生规范化培养。目标到 2020 年初步建立起全科医生制度，基本形成统一规范的全科医生培养模式和社区首诊的服务模式。在过渡期（2009—2011 年）内，全科医生岗位培训和规范化培训是培养全科医生的主要渠道。深化医改以来，中央投资 20 亿元支持 127 个全科医师临床培训基地建设，为社区卫生服务机构开展在岗培训 88 万人次。

4. 加强对口支援与政策倾斜，吸引和鼓励优秀人才服务社区

一是因地制宜开展多种形式的医院对口支援社区卫生服务工作。大中型医院根据社区卫生服务机构的实际需求，为社区卫生技术人员提供到大医院进修培训的学习机会，同时安排具有相应工作资历的专业卫生技术人员到社区出诊、会诊，开展临床带教、病例讨论、学术讲座等技术指导，以及筛选适宜技术、开展远程会诊等技术帮扶。社区卫生服务机构 2011 年接受二级医院 1.7 万名医师的对口援助。二是实施政策倾斜吸引和鼓励优秀卫生技术人才服务社区。设置全科医生等特设岗位，招聘优秀的专业技术人才服务社区卫生服务机构；探索注册医师多点执业等方式，引导医务人员合理流动。完善全科医师、社区护士等社区卫生专业技术人员任职资格和职称评定制度，在岗位聘用、职称评定、工资待遇和工作晋升等方面实行政策倾斜，为社区卫生人员创造良好的职业发展空间，使社区卫生人才"引得进、用得上、留得住"。

（三）运行情况

1. 加大投入力度，完善投入方式，社区卫生投入结构明显改善

在社区卫生投入方面，一是多渠道筹集资金，大力加强政府投入。深化医改以来，社区卫生服务机构建设范围和资金投入规模前所未有。2009—2010 年中央累计投入 41.5 亿元支持 2382 所社区卫生服务中心建设；地方投入 112 亿元，启动建设 4380 个中心和 7287 个站。2011 年中央财政还投入 25 亿元用于支持各地清理化解政府举办的基层医疗卫生机构的债务。二是完善资金投入方式，提高资金使用效率。社区卫生服务机构提供的基本医疗服务由政府、社会和个人三方合理分担费用；而公共卫生服务主要通过政府筹资免费向社区居民提供。在全面绩效考核评价的基础上，将考核结果与政府投入相结合，提高资金使用效率。同时，通过逐步提高人均基本公共卫生服务经费标准，确保社区居民能够平等享受基本公共卫生服务。

从成效来看，近年来社区卫生投入稳步增长，筹资结构趋于合理。随着经济发展和人民群众医疗卫生需求水平的不断提高，各级政府逐步增加卫生投入的同时，公共财政对社区卫生经费投入也稳步增长。如图 7 所示，2002—2010 年，城市社区卫生费用占卫生总费用的比重逐步提高，由 2002 年的 0.87% 增至 2010 年的 3.05%，年均增长速度达到 30.91%。随着政府公共财政投入向社区卫生倾斜的导向作用不断增强，社区卫生服务的网底功能明显增强，重医疗轻预防、重高端轻基本、重西医轻中医的问题正逐步扭转。

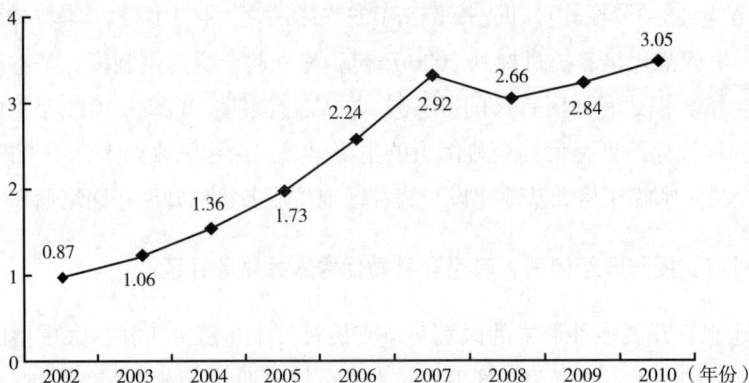

图7　2002—2010年社区卫生费用占卫生总费用比例（单位：%）

（数据来源：根据卫生部财务统计年报数据，按当年价格计算）

2. 基本医保与社区紧密衔接，切实减轻患者费用负担

一是运用医保政策杠杆，引导一般诊疗下沉社区。加强基本医保与社区卫生服务的有效衔接，将符合条件的社区卫生服务机构纳入医保定点单位。截至2011年底，全国已有87.1%的中心和56.7%的站纳入医保定点机构，其中有76.3%的中心和46.1%的站是与医保经办机构直接进行结算。同时，在医保起付线、自付比等方面给予社区一定的政策倾斜，社区卫生服务机构城镇职工医保和居民医保平均起付线分别为300元和200元（中位数），二者的起付金额仅为三级医院的37.5%和32.0%、二级医院的50.0%和50.0%；社区职工医保和居民医保平均自付比例为10%和25%（中位数），分别比三级医院低9个和20个百分点，比二级医院分别低5个和15个百分点。

二是社区逐步开展门诊统筹，探索医保支付方式改革。社区门诊统筹坚持基本的原则，立足社区群众基本医疗需求，重点保障社区群众负担较重的多发病、慢性病，从纳入统筹基金支付范围的门诊大病慢病起步，逐步拓展门诊保障范围，拓宽保障功能，减轻社区群众门诊医疗费用负担。截至2011年底，有63.64%和75.00%的城市实行了城镇职工医保和城镇居民医保普通门诊统筹，84.85%和84.38%的城市实行了城镇职工医保和城镇居民医保大病慢病门诊统筹[①]。

3. 稳步推进基本药物制度，广泛覆盖社区基层

政府办社区卫生服务机构全面实施基本药物制度，基本药物由政府公开招标、统一采购、集中配送，减少流通环节，降低药品价格；社区卫生服务机构在国家和省级基本药物目录规定范围内配备使用基本药物的品种和数量，并实行零差率销售，基本药物报销比例明显高于非基本药物；严格执行国家基本药物临床应用指南和处方集，促进合理用药。截至2011年底，全国已有67.3%的中心和46.4%的站实行了基本药物零差率销售政策。其

---

① 数据来源：全国社区卫生服务体系建设重点联系城市基线调查与常规监测普查数据库（2008—2012年）。

中，已有 54.4% 的中心和 37.4% 的站落实了零差率销售基本药物的财政补助，确保了基本药物零差率销售的有效落实。

4. 规范机构财务收支管理，探索实行收支两条线

社区卫生服务中心和独立设置的站为独立法人单位，实行财务独立核算和集中统一管理。社区卫生服务机构严格执行财务管理制度，通过规范财务预算管理和收支管理、开展经济核算和绩效考评等方式提高资金使用效益。北京、上海等城市还实行收支两条线财务管理，社区卫生服务机构将基本医疗服务等收入全额上缴，机构开展基本医疗和公共卫生服务等所需的经常性支出纳入预算管理，由财政核定并全额安排。截至 2011 年底，全国已有 47.8% 的中心和 35.1% 的站实行了收支两条线财务管理制度。

5. 机构运行情况良好，收支结构渐趋合理

从机构收支情况来看，一是机构收入水平稳步提升，政府财政投入稳步增长。如图 8 所示，2008—2011 年政府等财政投入（财政补助收入 + 上级补助收入）占机构总收入的比重大幅增长，从 22.6% 提高至 33.5%；而药品收入比重显著降低，从 51.4% 下降至 41.1%。二是人员经费支出稳步增长，支出结构明显改善。2008—2011 年，机构总支出中人员经费比重从 28.5% 增至 32.2%。三是机构资产稳步增长，收支结构基本平衡。2008—2011 年，城市社区卫生服务机构净资产增幅明显高于医院增幅，社区卫生机构整体运行情况良好，但目前仍有约 30% 的社区卫生服务中心收不抵支。

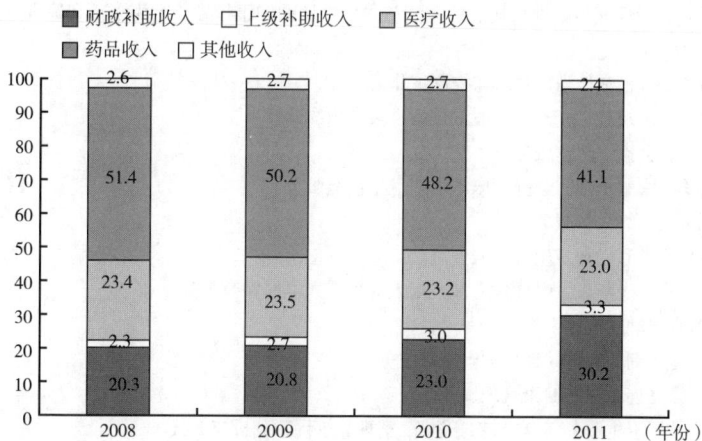

图 8　2008—2011 年社区卫生服务中心收入结构（单位：%）

（数据来源：卫生部. 2012 年中国卫生统计年鉴）

（四）服务提供

1. 明确社区卫生服务功能定位，促进基本医疗卫生公平可及

作为城市医疗卫生服务体系的基础和网底，社区卫生服务机构以维护和促进基本医疗

卫生的公益性和公平可及为核心，以社区、家庭和居民为服务对象，将服务功能定位于基本公共卫生服务和基本医疗服务并重，在落实"预防为主、防治结合"的卫生工作方针上具有不可替代的作用。社区卫生服务深入社区、贴近居民，是百姓身边的健康卫士。通过采取适宜的医疗技术为社区居民提供基本医疗服务，满足群众基本健康需求；通过开展基本公共卫生服务，使得社区群众尽可能不生病、少生病、晚生病；通过走进社区，深入家庭，为社区居民提供主动服务、上门服务，方便社区居民获得基本医疗卫生服务，确保了基本医疗卫生服务的公平可及。

2. 广泛开展社区适宜的诊疗服务，方便群众就近就医

社区卫生服务机构采取适宜的中、西医医疗技术、使用基本药物为社区居民提供基本医疗服务，服务内容主要包括一般常见病、多发病的诊疗，护理和诊断明确的慢性病的治疗服务，家庭出诊、家庭护理、家庭病床等家庭医疗服务，康复医疗服务，中医药服务，转诊服务，社区现场应急救护等。2011年，全国社区卫生服务中心提供诊疗人次为4.09亿人次，入院人数247.3万人，平均每个中心年诊疗量5.2万人次、年入院量315人。中心医师日均担负诊疗14.0人次和住院0.7床日，出院者平均住院10.2床日。社区卫生服务站提供诊疗人次1.37亿人次，平均每个站年诊疗量5600人次，医师日均担负诊疗13.7人次和住院0.3床日。

社区卫生服务的基本功能

社区卫生服务的基本功能主要包括：
（1）开展社区卫生状况调查，进行社区诊断，向社区管理部门提出改进社区公共卫生的建议及规划，对社区爱国卫生工作予以技术指导。
（2）有针对性地开展慢性非传染性疾病、地方病与寄生虫病的健康指导、行为干预和筛查以及高危人群监测和规范管理工作。
（3）负责辖区内免疫接种和传染病预防与控制工作。
（4）运用适宜的中西医及技术，开展一般常见病、多发病的诊疗。
（5）提供急救服务及会诊、转诊服务。
（6）提供家庭出诊、家庭护理、家庭病床等家庭卫生保健服务。
（7）提供康复服务及临终关怀服务。
（8）提供精神卫生服务和心理卫生咨询服务。
（9）提供妇女、儿童、老年人、慢性病人、残疾人等重点人群的保健服务。
（10）开展健康教育与健康促进工作。
（11）开展计划生育咨询、宣传并提供适宜技术服务。
（12）提供个人及家庭连续性的健康管理服务。
（13）负责辖区内社区卫生服务信息资料的收集、整理、统计、分析与上报。
（14）在社区建设中，协助社区管理部门不断拓展社区服务，繁荣社区文化，美化社区环境，共同营造健康向上、文明和谐的社区氛围。
（15）根据当地社区卫生服务功能和社区居民需求，提供其他适宜的基层卫生服务。

---

3. 免费提供基本公共卫生服务，推进基本公共卫生服务逐步均等化

推进基本公共卫生服务逐步均等化，落实"预防为主"的卫生工作方针，是最经济、最有效的健康促进策略。社区卫生服务机构一直以来坚持向社区居民提供免疫接种、健康教育和健康促进、计划生育技术服务等基本公共卫生服务，2009 年国家基本公共卫生服务项目的启动进一步规范了社区基本公共卫生服务。目前社区卫生服务机构免费向城乡居民提供 10 类 41 项国家基本公共卫生服务。截至 2011 年底，社区居民累计建档人数达 2.64 亿，其中规范化电子建档人数达 2.16 亿，电子建档率为 81.7%；已为社区重性精神疾病患者建立健康档案并开展随访管理 60.0 万人。社区高血压和糖尿病患者健康管理人数分别达到 1428.6 万人和 444.2 万人，孕产妇、0 ~ 6 岁儿童系统管理人数分别达 224.4 万人和 687.5 万人，65 岁以上老人健康管理人数达 2527.4 万人。开展健康教育 1.29 亿人次。0 ~ 6 岁适龄儿童国家免疫规划接种 7855.8 万剂次，常规疫苗接种率已达到 90% 以上。

4. 积极发挥中医特色优势，中医药服务下沉社区

社区卫生服务机构着力加强中医药服务网络建设，截至 2011 年底已有 75.6% 的社区卫生服务中心、51.6% 的社区卫生服务站能为群众提供中医药服务。社区中医药人才队伍稳步增强，中医师占医师队伍的比重已从 2007 年的 10.3% 提高到 2011 年的 12.2%。社区卫生服务机构大力推进中医药"进社区"。2009 年版的《国家基本药物目录》（基层部分）中，中成药所占比例达到 1/3，中药饮片也首次纳入其中，中医药预防保健服务和健康管理内容也已纳入国家基本公共卫生服务项目范围，推动了中医药在社区基层的充分运用。同时，充分发挥医保政策的引导作用，通过提高社区卫生服务机构中医药报销比例，促进社区群众中医药服务利用。

5. 大力发展社区慢性病管理模式，推进防治结合的社区健康管理

我国的慢性病管理模式经历了以医院为基础的治疗模式、以疾控中心为基础的防治模式逐渐转变为以社区全科服务团队为依托的社区慢性病管理模式。全科服务团队中包括全科医生与公卫医生，由全科医生负责疾病诊疗，公卫医生负责慢病防治，二者之间相互沟通、信息反馈，依托团队模式在互动过程中开展慢性病管理工作。通过社区慢性病管理模式的开展，慢病防治工作具有以下特点：①从大众普及发展为以社区居民个人为单位，慢病工作关注的对象逐渐由大众发展为小众的个体；②慢病工作的"治愈系"重心逐渐发展为着强调慢性病预防；③随着慢病对象逐渐"小众化"，慢病防治工作的责任也逐渐明晰化。发展到全科医生模式以后，分片包干，每个居民都被划入某个全科团队管辖之中，由专门的公卫医生负责。

6. 稳步推进基本药物制度，广泛覆盖社区基层

政府办社区卫生服务机构全面实施基本药物制度，基本药物由政府公开招标、统一采购、集中配送，减少流通环节，降低药品价格；社区卫生服务机构结合当地疾病谱和社区用药情况，在国家和省级基本药物目录规定范围内选择配备使用基本药物的品种和数量，并实行零差率销售，基本药物报销比例明显高于非基本药物，切实减轻患者用药负担；严

格执行国家基本药物临床应用指南和处方集，促进合理用药。为确保基本药物制度的稳步推进，各省在国家 307 种基本药物的基础上均制定了省级增补药品目录，平均增补药品品种 210 种，基本满足基层群众用药需求。有条件的城市还进一步扩大基本药物制度的实施范围，目前全国已有 21.0% 的区（县）出台了非政府办基层医疗卫生机构实行基本药物零差率销售政策。

7. 开展双向转诊和社区首诊，促进分级医疗格局的形成

社区卫生服务机构广泛实行双向转诊制度。一方面，通过充分利用社区卫生服务机构的服务功能和网点资源，逐步建立家庭、社区、医院的服务流程，引导居民分级就诊，有序就医；另一方面，通过优化双向转诊流程，畅通预约转诊路径，方便患者合理选择医院和医生，并推动医院将恢复期的患者及时转回社区康复，实现"小病在社区、大病到医院、康复回社区"。南京、杭州、深圳等有条件的城市还积极开展了社区首诊制试点。社区卫生服务机构通过广泛实行双向转诊和社区首诊，推动了分级医疗机制的形成，促进了卫生资源的有效配置和社区患者的合理分流，提高公共医疗卫生资源使用效率。

（五）服务模式

1. 以居民电子健康档案为核心，实现社区全面健康管理

社区全面健康管理是基于居民健康档案，以现代生物医学和信息化管理技术模式为基础，从社会、心理、生物的角度对个人和群体提供全面的健康事务管理服务，涵盖了从健康人群、亚健康人群、高危人群到患病人群等社区全人群。居民电子健康档案是记录居民从出生到死亡的生命指标、疾病史、免疫接种史、保健管理信息等健康信息的集合。建立和完善居民电子健康档案是推进社区健康管理和疾病管理的基础内容。社区卫生服务机构和全科医生通过以居民电子健康档案为核心的区域卫生信息平台，对社区居民的健康进行实时、连续、整体、便捷的系统管理，为健康人群提供综合性的健康管理和健康促进，为亚健康人群提供疾病预防和预警，为高危人群降低疾病风险，为患病人群提供综合连续的个性化保健服务，实现"记录一生、管理一生、服务一生"的全面健康管理。

2. 以全科医疗服务为重点，开展社区团队式服务

社区卫生服务机构适应社区需求，转变服务模式，以全科医疗服务为重点，以团队为核心开展主动服务、上门服务。许多城市通过建立以全科医师、社区护士与公共卫生医师等组成的全科医师团队，开展团队式健康管理服务。北京、上海、郑州等城市通过家庭医生责任制签约服务、片区医生责任制等形式，建立社区医生与居民的契约式服务机制，为社区居民提供综合性、连续性的责任制健康管理服务。社区卫生服务机构开展团队责任制服务发挥了医生、护士、公共卫生人员各自专业特长，增强了社区医务人员的责任心和服务意识，团队成员互为补充，提高整体的服务能力；同时，也提高了社区居民对社区卫生服务的认同感和主动参与意识。截至 2011 年底，全国已有 41.5% 的市辖区推行社区全科

医生团队、家庭签约医生制度。

3. 注重服务质量管理,大力提升服务水平

社区卫生服务机构围绕"以人为本、以人的健康为中心"的服务理念,不断强化基本医疗卫生服务质量管理,严格控制和不断改进服务质量,提升服务水平和能力,切实保证社区卫生服务质量达到规范要求和居民满意。一是严控服务质量。社区卫生服务机构建立规范的社区卫生服务标准和工作流程,实施全面的服务质量管理;建立中心和站、科室两级质量管理体系,定期开展监督指导、检查考核和绩效评价。二是规范服务行为。社区卫生服务机构通过规范社区卫生服务责任内容,严格执行诊疗技术操作规范,提高医疗质量和诊治效率。同时,按照有序就医的原则,对病情稳定的患者进行随访和健康管理,对复杂疑难病患者及时转诊上级医院,做好社区居民的"健康守门人"。三是优化服务流程。社区卫生服务机构通过合理布局,设立就诊咨询、导诊台以及挂号、划价、收费、取药、采血等便民服务窗口,优化服务流程和服务环节,营造良好就医氛围,缩短患者就医等候时间。

4. 服务范围向功能社区拓展和延伸,实现社区卫生服务人群全程覆盖

社区卫生服务以社区全体人群为服务对象,以实现"人人享有"为服务目标和宗旨。然而,当前我国的社区卫生服务体系主要是基于城市和农村的生活社区(即是以街道或乡镇为单位)建立,而在党政机关、企事业单位、学校和商业楼宇等基于特定工作、学习功能所形成的功能社区易形成服务利用的"真空地带"。北京、上海等城市将基本卫生保健拓展和延伸到功能社区,通过与功能社区机关单位的保健科、医务室建立医疗卫生保健合作关系,构建医务室与社区卫生服务机构和大医院之间畅通、有效的衔接机制,探索功能社区卫生服务的实现路径。通过开展安全、有效、方便、优质的功能社区卫生服务,实现社区人群的全程覆盖。

5. 稳步推进社区卫生信息化建设和应用,全面提升社区卫生服务利用效率

社区卫生服务机构在整合已有资源的基础上,积极完善居民电子健康档案为核心的社区卫生信息系统,构建涵盖居民健康管理、基本药物供应使用、绩效考核等基本功能的社区医疗卫生管理信息系统。2011年中央安排专项资金12.5亿元启动基层医疗卫生管理系统试点建设。上海、浙江等省(市)已经初步形成卫生信息化总体框架,发挥了技术支撑作用。2011年底卫生部启动了居民健康卡工程,制定和更新了《居民健康卡管理办法(试行)》和《居民健康卡技术规范》等6大类15项技术标准与规范,以逐步实现城乡居民刷卡、缴费、结算和自动转账等医疗支付功能,方便群众获得便捷优质的服务。

(六)制度建设

1. 注重制度建设和顶层设计,社区卫生发展的政策环境基本形成

合理、完善的体制机制是保证资金最大限度发挥效益、有效维护基本卫生保健公益性

质的重要基础。社区卫生服务体系建设和发展始终坚持以政策为先导，突出制度建设和整体设计。同时，坚持创新与发展相结合，将中央顶层设计与地方首创精神相结合，不断实现利益调整、体制转换和观念更新，为社区卫生服务可持续健康发展提供了良好的制度保障。深化医改以"建机制"为核心全面推进体制机制建设，社区卫生综合改革迎来重要发展机遇，通过构建公益性的管理体制、竞争性的用人机制、激励性的分配机制和长效性的多渠道补偿机制，社区卫生服务机构运行活力得以增强，公益性主体地位和双重网底功能得以强化，社区卫生发展的政策环境基本形成。

坚持政策为先，构建基本医疗卫生制度

国务院、卫生部及其他相关部门先后颁布了一系列有关发展社区卫生服务的政策及配套文件，如1999年的《关于发展城市社区卫生服务的若干意见》，2002年的《加快发展城市社区卫生服务的意见》，2006年的《国务院关于发展城市社区卫生服务的指导意见》及9个相关配套文件等，明确了社区卫生服务机构管理、人才建设、财政补助、人员编制、价格管理、中医药服务开展、基本医疗保险进社区等一系列关键政策措施，为社区卫生服务可持续健康发展提供了重要的政策支撑和方向指引。2009年3月，《中共中央 国务院关于深化医药卫生体制改革的意见》及《医药卫生体制改革近期重点实施方案（2009—2011年）》中将"健全基层医疗卫生服务体系"作为医改五项重点工作之一。2012年7月，国务院出台的《国家基本公共服务体系"十二五"规划》中明确提出："国家建立基本医疗卫生制度，为城乡居民提供安全、有效、方便、价廉的基本医疗卫生服务，切实保障人民群众身体健康。"

---

2. 强化政府主导，切实维护社区卫生公益性质

社区卫生服务机构是具有社会公益性质的非营利性医疗机构，社区卫生政策体系建设发展，从规划设计、体系建设，到政策落实和建新机制，始终坚持公共医疗卫生服务的公益性质，把基本医疗卫生制度作为公共产品向全民提供，以实现人人享有基本医疗卫生服务为根本宗旨。2011年3月，国务院下发了《中共中央 国务院关于分类推进事业单位改革的指导意见》（中发〔2011〕5号）及《关于事业单位分类的意见》等9个配套文件，进一步明确将社区卫生服务机构等承担基本公益服务的事业单位划归公益一类，强化政府在社区卫生服务发展上的主导作用和主体责任。截至2011年，政府办（包括政府所属医疗机构举办）的社区卫生服务机构占机构总数的85.5%。在社区卫生服务发展较好的上海、北京、天津、江苏、浙江等地，政府办社区卫生服务机构比例已达90%以上。各级政府也不断加大财政投入，逐步提高政府卫生投入占经常性财政支出的比重。通过强化政府在社区卫生服务机构举办和投入方面的应尽责任，有效的弥补了医疗卫生领域"市场失灵"的问题，切实维护基本医疗卫生的公益性。

3. 明确政府投入责任，全面构建社区卫生筹资保障机制

社区卫生服务机构以投入换新机制，以新机制促发展、增活力。一是强化政府投入主体责任，完善补偿机制。2006年卫生部、财政部、国家发展改革委联合下发的《关于城

市社区卫生服务补助政策的意见》（财社〔2006〕61号），明确了政府在社区卫生服务发展中的投入主体责任。政府按照分级负担投入的原则，形成职责明确、分级负担、财权与事权相匹配的政府卫生投入机制。二是转变筹资补偿机制，构建长效稳定的财政投入保障机制。社区卫生服务机构通过实行基本药物零差率销售，取消药品加成政策，切断"以药补医"机制链条，转变以往过度依赖药品销售收入维持运转的局面，切实减轻社区居民基本医疗卫生服务费用负担。同时，政府按照"核定任务、核定收支、绩效考核补助"的原则，采取提供财政专项补助或政府购买服务等多种形式，对社区卫生服务机构给予补助和合理补偿。三是规范机构财务收支管理，探索实行收支两条线。社区卫生服务中心和独立设置的站为独立法人单位，实行财务独立核算和集中统一管理，中心对其下设站实行财务统一管理。

4. 完善编制管理，深化人事制度改革

一是制定编制标准，科学合理核定人员编制。截至2011年底，全国大部分省市已出台了省地级基层医疗卫生机构编制标准，有90.5%的县（市、区）在区县层面实行了人员编制总量控制及动态管理，89.9%县（市、区）完成编制核定。二是创新人员聘用和岗位管理制度，建立动态调整机制。社区卫生服务机构在核定编制的基础上，全面建立"按需设岗、竞聘上岗、按岗聘用、合同管理"为核心的人员聘用制度和岗位管理制度，实行"定编、定岗、不定人"，构建绩效考核、优胜劣汰、能上能下、能进能出的用人机制，促进社区卫生人员结构优化。截至2011年底，全国已有93.9%的县（市区）完成政府办基层医疗卫生机构岗位设置，77.2%的中心和60.6%的站按照机构岗位设置实行了人员聘用制度。三是推行主任任期目标责任制，落实社区卫生服务机构的管理责任，提高管理效率。目前全国已有55.0%的社区卫生服务中心实行社区卫生服务机构主任公开招聘。

5. 推行绩效工资制度，调动医务人员积极性

政府办社区卫生服务机构从2009年10月起全面推行绩效工资制度。一是完善绩效考核评估，广泛实行以服务数量、质量、效果和居民满意度为核心的岗位综合量化考核制度。截至2011年底，全国已有67.0%的中心47.1%的站实施了岗位综合量化考核制度。二是以绩效考核作为核定经费分配、评优表彰的重要依据，将考核结果与政府补助及社区医务人员收入水平相挂钩，遏制不合理趋利行为，提高社区卫生服务工作效能。截至2011年底，全国已有59.3%的中心和39.8%的站实行了绩效工资制度，并将绩效考核结果与政府补助及医务人员收入水平挂钩。三是绩效工资分配坚持"多劳多得、优绩优酬"，重点向关键岗位、业务骨干倾斜，适当拉开医务人员之间的收入差距。绩效工资制度实施后社区医务人员的工资水平普遍提高，工作积极性得到提升。

6. 优化管理方式，理顺社区卫生管理体制

一是规范行政管理和行业监管。社区卫生服务推行全行业属地化管理，区（市、县）级政府卫生行政部门负责对社区卫生服务机构实施日常监督与管理；专业公共卫生机构对

社区卫生服务机构所承担的公共卫生服务工作进行业务评价与指导。成立中国社区卫生协会，充分发挥行业组织作用，实行行业维权和自律管理，组织开展社区卫生培训和评审评价工作，协助制定行业管理规范、技术标准，加强社区卫生服务质量建设。二是优化内部管理。社区卫生服务机构通过成立社区卫生服务管理中心、推行中心和站一体化管理等方式优化内部管理结构，理顺管理体制，完善管理组织架构，构建新型社区卫生服务管理体系。三是强化督导考核。社区卫生服务机构通过建立机构内部绩效考核、项目考核和第三方考核为主体的三级考核制度，逐步完善社区卫生服务考核评估和督导管理。

（七）初步成效

1. 凸显就近便利，社区卫生服务利用的可及性较高

社区卫生服务具有就近便利的特点。

社区卫生服务机构距离较近，如图 9 所示，2011 年社区居民 15 分钟内可步行到达社区卫生服务机构的比例达到 63.2%，步行需 15 ~ 30 分钟的占 26.1%，而距离较远的（步行超过 30 分钟）仅占 10.7%。

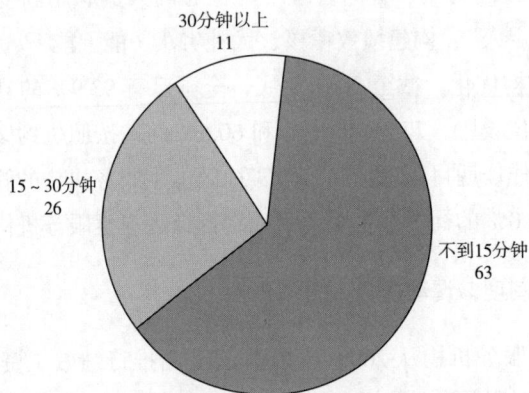

图 9　步行到社区卫生服务机构所需的时间（单位：%）
[数据来源：全国社区卫生服务体系建设重点联系城市基线调查与常规监测普查数据库（2008—2012）]

同时，患者在社区卫生服务机构就医也较为便捷，如图 10 所示，2011 年患者就诊等候时间不到 5 分钟的比例达到 53.1%，5 ~ 10 分钟占 33.0%，10 ~ 30 分钟的占 10.9%，而等候时间较长（超过 30 分钟）的仅占 3.0%，社区居民服务利用的可及性较高。

2. 基本医疗服务效率稳步提升，服务质量逐步改善

从社区卫生服务机构门诊和住院服务效率来看（图 11），社区卫生服务机构医生日均诊疗人次由 2008 年的 12.7 人次提升至 2011 年的 14.0 人次，明显高于医院（6.9 人次）和卫生院（8.5 人次）。社区卫生服务中心出院者平均住院日由 2008 年 13.4 床日降至 2011

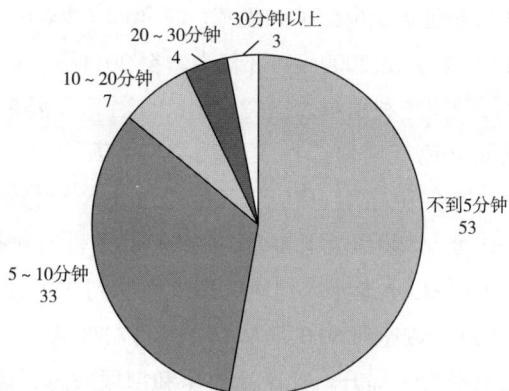

图 10　在社区卫生服务机构就诊等候时间（单位：%）

［数据来源：全国社区卫生服务体系建设重点联系城市基线调查与常规监测普查数据库（2008—2012）］

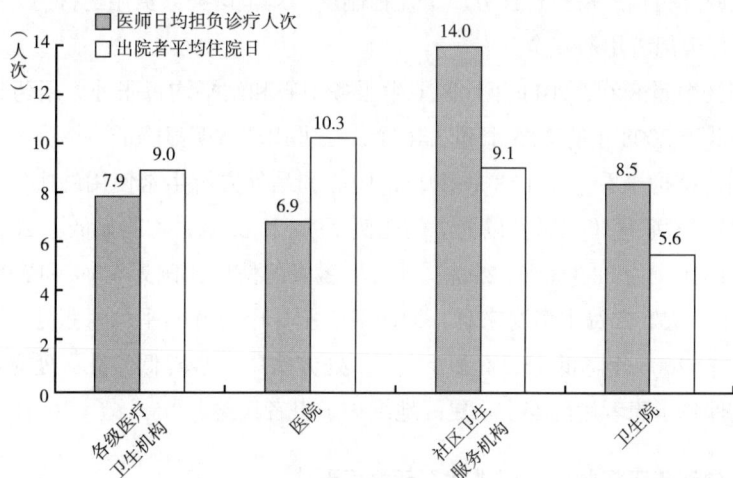

图 11　2011 年各级医疗卫生机构医师日均担负诊疗人次和住院床日

（数据来源：卫生部 .2012 年中国卫生统计年鉴）

年的 9.1 床日，低于医院（10.3 床日），高于卫生院（5.6 床日）。需方调查显示，到社区卫生服务机构就诊的患者对医务人员服务态度的满意率达到 88.7%，对医务人员的技术水平的满意率为 78.1%，有 72.6% 的患者认为社区卫生服务机构医务人员技术水平较之 2008 年有提高 [①]。

3. 基本公共卫生均等化水平显著改善，促进预防保健"关口前移"

我国人均基本公共卫生服务经费补助标准由 2009 年的 15 元提高至 2011 年的 25 元，城乡居民可在社区免费享受到 10 类 41 项基本公共卫生服务，基本公共卫生服务公平性显著提升。

① 数据来源：全国社区卫生服务体系建设重点联系城市基线调查与常规监测普查数据库（2008—2012 年）。

一是社区居民健康档案建立逐步完善和规范。三年间（2009—2011年）社区居民健康档案累计建档人数翻了一番，由2009年1.3亿人增至2011年2.6亿人。

二是重点人群健康保健服务利用明显提高。2011年社区开展3岁以下儿童保健959.3万人次，6岁以下儿童国家免疫规划接种人次数7855.8万人次，开展孕产妇产前检查703.6万人次、产后访视405.0万人次，相应服务量较之2009年分别增长114.0%，82.5%，92.2%和80.9%。三年间社区65岁以上老年人健康管理和重性精神疾病患者规范管理人数翻了一番，2011年社区65岁以上老年人健康管理人数达到2527.4万人（增长107.7%），重性精神疾病患者规范管理人数达到60.0万人（增长117.5%）。

三是社区慢病管理水平稳步提升。社区高血压和糖尿病患者规范管理率达81.0%和82.3%，规范管理患者中高血压和糖尿病有效控制率达88.5%和79.6%[1]。

4. 处方用药行为有所改善，保障患者用药安全

社区卫生服务机构严格执行处方质量监控制度，规范医务人员用药行为，提高社区合理用药水平，保障患者用药安全。

从处方用药数量来看，2011年社区卫生服务中心和站平均每张处方用药数2.28个和2.16个，明显低于2008年的2.55个和2.46个，处方用药数明显降低。[2]

从处方用药结构来看［图12（a、b）］，中心和站处方抗生素使用的比例为31.1%和33.2%，处方抗生素联用（二联及以上）的比例7.9%和6.6%，均明显低于2008年。中心和站静脉滴注的比例为28.3%和32.9%；处方中激素的使用比例为5.3%和3.9%，也均明显低于2008年。从处方费用情况来看，社区卫生服务中心和站平均每张处方费用为52.4元和49.8元，较2008年降低15.2%和13.1%，处方费用稳步降低。社区处方用药行为有所改善，切实保障了患者用药安全，更好地维护了患者权益。

5. 患者流向逐步下沉社区，促进就医新秩序形成

随着社区卫生服务体系的逐步完善和服务水平的稳步提升，患者流向逐步下沉社区，社区卫生服务机构基本医疗服务量和占比逐年提高。如图13和图14所示，五年间（2007—2011年）社区卫生服务机构总诊疗人次翻了一番，从2.26亿人次增至5.47亿人次，年平均增长速度达25.34%[3]；社区卫生服务机构诊疗量占同期各级医疗卫生机构总诊疗量的比例由2007年的4.8%增至2011年的8.7%。同时，患者首诊到社区卫生服务中心的就医意愿明显提升。2011年城市地区患者两周内首诊（第一次就诊）到社区卫生服务中心的比例达到31.2%，较2008年提高7.7个百分点[4]。患者选择到社区卫生服务机构就

---

① 数据来源：全国社区卫生服务体系建设重点联系城市基线调查与常规监测普查数据库（2008—2012年）。

② 数据来源：全国社区卫生服务体系建设重点联系城市基线调查与常规监测普查数据库（2008—2012年）。

③ 年平均增长速度：指2007—2011年，以2006年为基准年。

④ 数据来源：卫生部统计信息中心《医改阶段性评估调查》（2011年5月）。调查样本县、乡、村的选择与第四次国家卫生服务调查（2008年）一致。

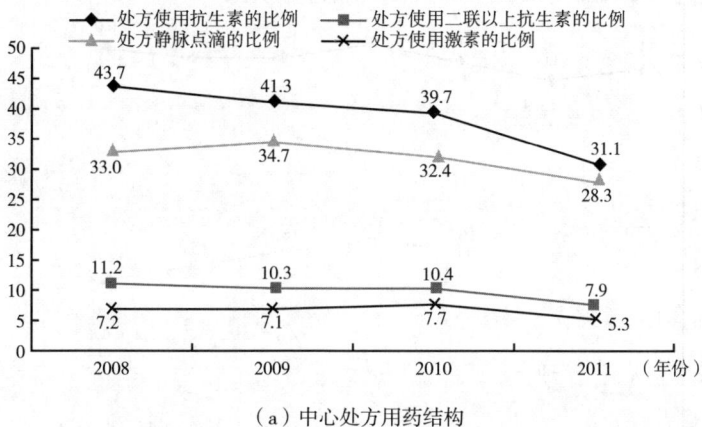

（a）中心处方用药结构

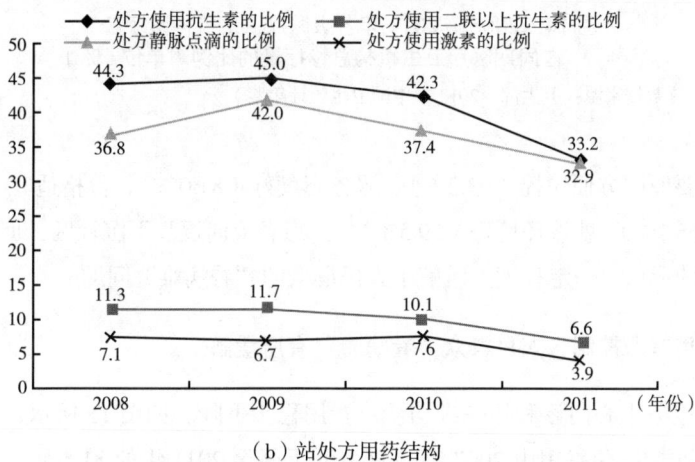

（b）站处方用药结构

图 12　处方用药结构（单位：%）

[数据来源：全国社区卫生服务体系建设重点联系城市基线调查与常规监测普查数据库（2008—2012 年）]

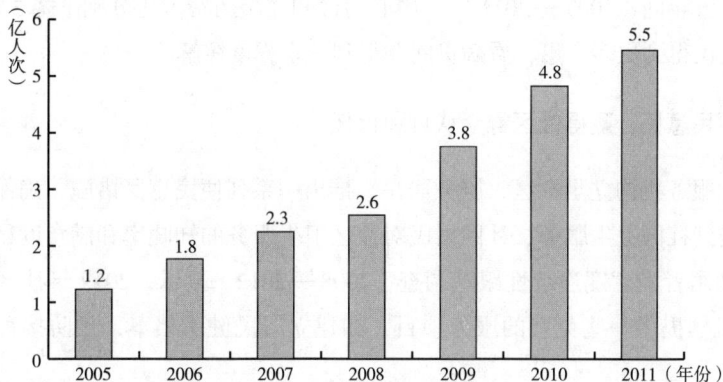

图 13　2005—2011 年社区卫生服务机构诊疗人次（单位：%）

（数据来源：卫生部．2012 年中国卫生统计年鉴）

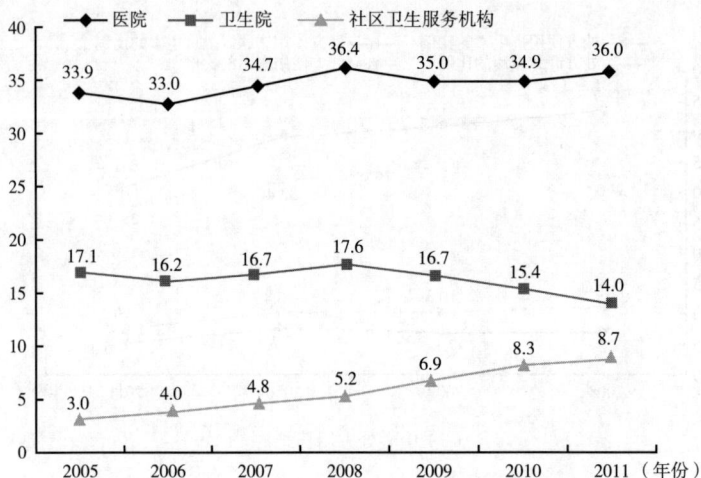

图 14　2005—2011 年各级医疗卫生机构诊疗量
占同期医疗卫生机构总诊疗量的比例（单位：%）

（数据来源：卫生部. 2012 年中国卫生统计年鉴）

诊的前五位主要原因方便快捷（93.2%）、服务态度好（81.0%）、价格适宜（71.4%）、医保定点单位（66.1%）、就诊环境好（59.5%）[1]。患者流向逐步下沉社区，促进分级诊疗的有序就医格局的形成，一定程度上缓解了人民群众的"看病难"问题。

6. 医药费用有所控制，人民群众"看病贵"有所缓解

社区卫生服务中心门诊和住院次均诊疗费用稳步下降。如图 15 所示，社区卫生服务中心门诊患者次均医药费用由 2007 年的 86.9 元下降至 2011 年的 81.5 元。住院患者人均医药费用由 2007 年的 2454.7 元下降至 2011 年的 2315.1 元，五年间（2007—2011 年）门诊和住院次均医药费用按当年价格分别降低 6.2% 和 5.7%，按可比价格分别下降 18.1% 和 17.6%[2]。同时，医药费用结构趋向合理。社区门诊和住院医药费用中药品费用所占的比例稳中有降，五年间（2007—2011 年）中心门诊和住院药费占比分别下降 3.1 和 1.5 个百分点。社区居民得到更多实惠，看病贵问题得到一定程度缓解。

7. 立足便民惠民，赢得社区群众认可和信任

社区卫生服务机构立足社区，服务居民，推出一系列便民惠民措施，确保社区群众方便可及的享受到社区卫生服务，社区居民对社区卫生服务的知晓率和满意度稳步提升。社区卫生服务利用者满意度连续性跟踪调查（2008—2012）显示，2012 年社区居民对于社区卫生服务机构提供一些免费的服务项目（如建立居民健康档案，预防接种，儿童、孕

---

① 数据来源：全国社区卫生服务体系建设重点联系城市基线调查与常规监测普查数据库（2008—2012 年）。

② 可比价格指计算各种总量指标所采用的扣除了价格变动因素的价格，用以进行不同时期总量指标的对比。本报告中"按可比价格"比较指按各年居民消费价格指数（CPI）进行缩减后对比。

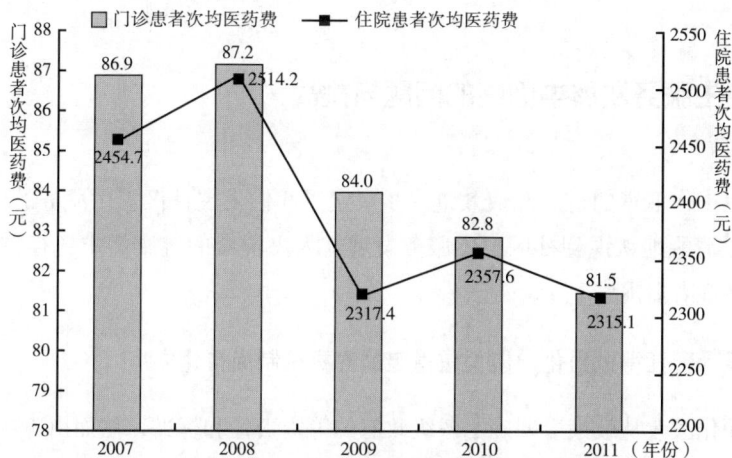

图 15　社区卫生服务中心门诊及住院患者次均医药费用

（数据来源：卫生部 .2012 年中国卫生统计年鉴）

产妇、老年人保健等）的知晓率达到 87.0%，社区居民对社区卫生服务提供的认知度较高。如图 16 所示，从社区卫生服务的方便性、等候时间、就医环境、设备设施、服务态度、尊重程度、解释与交流、服务价格、药品价格、隐私保护及检查开药等方面综合评价来看，社区居民对社区卫生服务综合满意度稳步提高，2012 年综合满意率已达 88.3%，较之 2008 年提高 11.1 个百分点 [①] 。社区卫生服务以便民惠民为服务宗旨，增进了医务人员同群众的感情，密切了医患关系，增强对社区卫生服务的认同感和支持度，赢得了社区群众的信任。

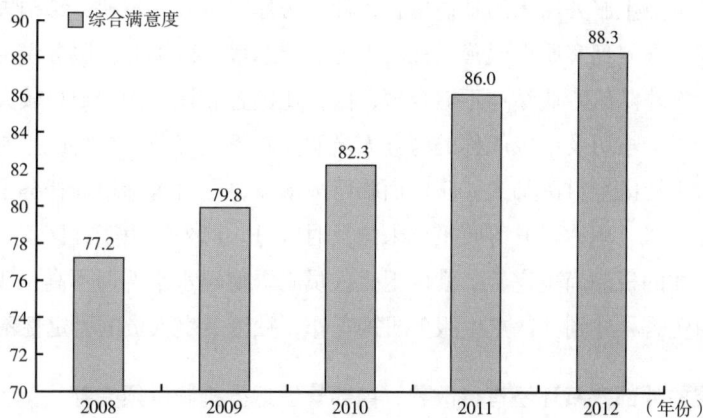

图 16　社区居民对社区卫生服务综合满意度（单位：%）

［数据来源：全国社区卫生服务体系建设重点联系城市基层调查和常规监测（2008—2012 年）］

---

① 数据来源：全国社区卫生服务体系建设重点联系城市基线调查与常规监测普查数据库（2008—2012 年）。

四、社区卫生服务发展中面临的问题与挑战

社区卫生工作取得的进展和成效进一步坚定了我们发展社区卫生服务的信心和决心。同时，我们也清醒地认识到社区卫生服务发展与人民群众的健康需求还存在着一定的差距，仍然面临着诸多挑战。

1. 政府投入责任得以强化，但长效稳定的筹资机制尚待建立

当前，深化医改从政策上明确了各级政府的筹资责任和标准，然而由于在政策执行过程中缺乏具体的财政管理办法，政府投入在按时、足额到位及长效增长方面存在着操作非规范化、受人为因素影响等问题，政府的财政兜底作用尚未充分发挥，难以保证社区卫生服务机构的可持续发展。在基本公共卫生筹资方面，由于缺乏相关配套制度以保证政府基本公共卫生服务的筹资水平能够随经济或财政收入的增长而提高，导致基本公共卫生服务的长远规划难以制定。在基本医疗服务补偿方面，由于缺乏明确的补偿办法对于实行基本药物零差率销售等导致的机构的业务收入下降进行合理补偿，使得社区卫生服务机构发展的可持续性欠缺。

2. 社区卫生人才队伍亟待优化，全科医生制度实施面临挑战

社区卫生适宜人才问题是长期困扰"强基层"的关键掣肘之一。近年来社区卫生人员数量和素质虽有所提升，但是由于社区卫生人力资源配置与其承担的功能任务尚不匹配，随着人民群众基本卫生服务需求的日益增长，社区医疗卫生人才短缺、结构失衡和服务能力相对不高的问题未得到实质性改善。社区人力资源总量有待扩充，服务供给与服务需求矛盾日益突出；人才队伍专业结构不够合理，医护比倒置、社区护士缺口较大；人员整体素质不高，大专以上学历及中级职称的医务人员明显缺乏。当前，全科医生制度建设已全面启动，但是由于社区全科医师人才队伍面临巨大缺口，全科医师培养任务艰巨，而社区全科医师的执业注册、职称晋升等政策也未能及时跟进。此外，由于社区卫生服务机构吸引人才、留住人才的机制尚不完善，社区卫生人员工资待遇水平普遍不高，职业发展前景有限，难以吸引优秀人才到社区卫生服务机构工作，社区卫生人员的稳定性不高。

3. 改革发展的外部政策环境有待改善，内部管理运行机制亟须完善

深化医改以来，社区卫生综合改革以实施国家基本药物制度为抓手，在管理体制、用人机制、收入分配和补偿机制等领域协同推进各项改革，但综合改革的外部政策协调性亟待加强。基本医疗卫生保健立法亟待实现，社区首诊与分级诊疗制度亟须建立；基本公共服务体系尚不成熟，收入分配、社会保障等社会领域配套改革未能及时跟进，财政筹资补偿和监管考核制度尚不完善；医保制度对社区的支撑力度不够，支付方式改革亟待全面推

进。同时，社区卫生管理体制和运行机制改革亟待制度性突破。当前，由于人事分配制度改革尚不到位，收入分配制度设计有待完善，绩效工资改革进展不均衡，绩效考核机制尚不完善，有效的激励约束机制尚未形成，医务人员工作积极性有待调动。

4. 社区卫生服务区域发展不均衡，基本公共卫生和基本医疗服务有待平衡

社区卫生服务机构是人民群众的"健康守门人"。然而，我国目前区域间社区卫生服务发展差距明显，尤其是中小城市社区卫生服务发展水平亟待提高，随着城镇人口数量快速增长，社区卫生服务机构网络布局亟待完善。同时，在功能定位上，由于政策和资金的导向作用，近年来社区卫生服务机构倾向于公共卫生服务工作，而基本医疗服务出现弱化倾向，部分机构出现医疗功能萎缩，患者过多转向上级医疗机构就诊的现象。在服务提供上，由于团队协作程度和整合程度不够，导致基本医疗与基本公共卫生服务之间存在割裂现象，服务的综合性和连续性不高，从而影响服务的效率和质量。当前，社区卫生服务功能落实面临着"从无到有"到"从有到优"的转变和提升，在逐步强化基本公共卫生服务功能的同时，如何平衡好基本医疗服务的提供，解决好居民基本的健康需求问题，成为社区卫生改革和发展的关键挑战。

5. 社区卫生信息化建设受到重视，但仍滞后于服务体系发展

信息化是社区卫生服务和管理效率提升的重要支撑。近年来社区卫生信息化逐渐受到重视，发展步伐明显加快。然而，由于社区卫生信息化建设基础薄弱、投入有限、发展不均衡等原因，社区居民健康档案信息缺乏有效利用，存在"死档"、"为建而建"、"建而不用"的现象，信息系统管理效率和质量亟待提高。同时，由于信息系统的收集和使用缺乏统一规范，信息资源整合程度较低，不同层级医疗卫生机构之间信息分割，社区与预防保健机构、医院之间的信息系统缺乏有效对接，区域资源使用效率和协同能力低下，信息的系统管理和互联互通短期内难以实现。

机遇与挑战并存，希望与困难同在。面对这些改革和发展中的"拦路虎"，社区卫生服务必须坚持政府主导，强化政府责任，坚持实事求是、因地制宜，在实践中不断创新发展；必须坚持公益性质，以居民健康为中心、需求为导向，转变服务观念，创新服务模式，注重社区卫生服务的公平可及；必须坚持公共卫生和基本医疗并重，中西医并重，为群众提供综合连续、防治结合的基本卫生服务。

五、我国城市社区卫生服务未来工作展望

城市社区卫生服务是城市卫生服务的重点，是基本公共卫生和基本医疗服务体系的基础，是实现人人享有卫生保健的基本途径，也是促进社会公平、维护社会稳定、构建和谐社会的重要内容。

通过十五年的共同努力，我国城市社区卫生服务经历了从无到有，从小到大的发展历程。政策制度逐步健全，人才队伍不断壮大，服务功能得以加强，服务质量和水平稳步提升，初步形成了以政府为主导、社会力量广泛参与的，以社区卫生服务中心（站）为主体的城市社区卫生服务体系，承担着向社区居民提供基本医疗和基本公共卫生服务等重要职能。随着社区卫生服务网络的建立、功能的完善以及改革措施的持续跟进，初步构建起基本公共卫生与基本医疗服务并重，政府举办与社会力量举办协调发展的新格局，社区卫生服务在进一步方便群众就医、促进人民健康等方面发挥着越来越重要的基础性作用，受到广大人民群众的普遍认可和欢迎。

"十二五"期间是深化改革开放、加快转变经济发展方式、全面建设小康社会的关键时期，也是社区卫生巩固、发展、提高的攻坚时期。深化医改"十二五"规划对社区卫生服务发展提出新的更高要求：初步建成网络布局合理、人员素质较高、服务功能落实、运行机制科学、管理规范有序的社区卫生服务体系，进一步提升人民群众对社区卫生服务的利用率和满意度。

一是深化社区卫生综合改革。完善机构编制管理、人事分配等方面的改革措施，巩固基层改革成效；健全稳定长效的多渠道补偿机制，确保社区卫生服务机构正常运转；健全绩效评价和考核机制，调动医务人员积极性。

二是提高社区医疗卫生服务能力。支持社区卫生服务机构标准化建设，加强基层在岗人员培训，建立健全分级诊疗、双向转诊制度，积极推进社区首诊；积极推进家庭签约医生服务模式，逐步建立全科医生与居民契约服务关系，采取主动服务、上门服务等方式为居民提供连续的健康管理服务。

三是推进全科医生制度建设。创新卫生人才培养使用制度，把建立全科医生制度作为"强基层"的关键举措，通过规范化培养、转岗培训、执业医师招聘和设置特岗等方式加强全科医生队伍建设；进一步完善相关政策措施，鼓励引导医务人员到基层服务，稳定和强化社区卫生人员队伍。

四是加快推进社区卫生信息化。进一步推进社区居民电子健康档案、电子病历和卫生信息平台建设，加快居民健康卡的推广应用，方便居民看病就医和开展健康管理；通过加强顶层设计和统筹规划，逐步建立区域整合、互联互通的社区卫生信息系统，提升社区卫生服务质量和效率。

发展社区卫生服务是建立基本医疗卫生制度的重要内容，其最终目标是把基本医疗卫生服务作为公共产品向全民提供，保障广大群众看病就医的基本需求，提高人民群众的健康水平，逐步实现人人享有基本医疗卫生服务。这就要求我们坚持把以人为本、群众受益作为发展社区卫生服务的根本出发点，把人民群众的健康放在首位，把群众是否满意作为衡量社区卫生发展成效的根本标准。坚持政府主导、各方协同作为发展社区卫生服务的重要保障，强化政府投入和举办责任，鼓励和引导社会参与，全面推进社区卫生服务可持续健康发展。坚持顶层设计与基层实践相结合，完善政策环境，健全制度体系，创新体制机制，加强监督管理，逐步建立起具有社区卫生服务特色的体制机制和服务模式。

深化医药卫生体制改革的春风为社区卫生服务发展提供了新的机遇，人民群众对社区卫生服务寄予了很高的期望。虽然我们面临的任务依然十分艰巨，但我们相信，在党和政府的高度重视和正确领导下，在社会各界的关心和支持下，以科学发展观为指导，以改革促发展，勇于创新，大胆实践，凝聚各方智慧和力量，全面推进社区卫生事业可持续发展，把我国的社区卫生工作推向一个新的发展阶段，为建立具有中国特色的基本医疗卫生制度打下坚实基础，为人民群众健康保驾护航。

参 考 文 献

［1］ 2010 年第六次全国人口普查主要数据公报. 中华人民共和国国家统计局［M/OL］. http://www.stats.gov.cn/tjgb/rkpcgb/qgrkpcgb/t20110428_402722232.html.

［2］ 发展和改革蓝皮书——中国改革开放 30 年（1978—2008）［M］. 北京：社会科学文献出版社，2008.

［3］ 金生国，卢祖洵，姚岚. 中国社区卫生服务［M］. 北京：人民卫生出版社，2008.

［4］ 抓住机遇迎接挑战，加快推进社区卫生服务健康发展——卫生部陈竺部长在 2009 年全国社区卫生工作会议上的讲话［J］. 社区卫生保健，2009，5：305-309.

［5］ 深化医药卫生体制改革问答［J］. 中国医疗保险，2010（3）.

［6］ 卢祖洵. 社会医学［M］. 北京：科学出版社，2009.

［7］ 马文元，曹建波，于彤. 社区卫生"六位一体"服务解读［M］. 北京：人民卫生出版社，2009.

［8］ 世界卫生组织. 全球视角下中国医药卫生体制改革监测与评价综合框架［R］. 2009.

［9］ 姚岚，傅家康，张平. 社区卫生服务机构收支两条线管理理论与实践［M］. 北京：人民卫生出版社，2009.

［10］ 卫生部统计信息中心. 2008 中国卫生服务调查研究［M］. 北京：中国协和医科大学出版社，2009.

［11］ 张平. 国务院关于深化医药卫生体制改革工作情况的报告［R］. 中华人民共和国全国人民代表大会常务委员会公报，2011，1：127-137.

［12］ 卫生部. 2012 年中国卫生统计年鉴［M］. 北京：中国协和医科大学出版社，2012.

［13］ 徐恒秋. 安徽省深化基层卫生综合改革的进展与挑战［J］. 中国卫生政策研究，2012，5（8）：26-29.

［14］ 李长明. 大力发展社区卫生服务构建城市卫生服务新体系［J］. 中国初级卫生保健，2001，15（2）：3-4.

［15］ 李长明，姚建红. 大力推进医疗卫生体制改革加快发展社区卫生服务［J］. 中华全科医师杂志，2003，2（2）.

［16］ 尹伟，张忆群. 构建合理的基层医疗卫生机构补偿机制的探索［J］. 江苏卫生事业管理，2011，22（6）：163-165.

［17］ 梁万年，顾湲. 基层医疗的概念，特点与功能——基层医疗系列讲座之一［J］. 中国基层医药，1999，1：29.

［18］ 秦怀金. 关于我国社区卫生服务发展与改革的思考［J］. 中国卫生政策研究，2012，5（3）：1-3.

［19］ 李长明，汪早立，王敬媛. 建国 60 年我国农村卫生的回顾与展望［J］. 中国卫生政策研究，2009，2（10）：1-5.

［20］ 周业勤，曹明倩. 两个学科视角下的"社区卫生服务"［J］. 中国全科医学，2009，12（2）：210.

［21］ 张静，刘文虎，王德扬. 社区卫生服务的现状与发展趋势［J］. 上海预防医学，2008，20（2）：91-94.

［22］ 李长明. 社区卫生服务发展与公立大医院改革［J］. 中华全科医师杂志，2009，8（12）：849-850.

［23］ 冯友梅，姚岚，尤川梅. 社区卫生服务理想模式与现实差异的思索［J］. 中国卫生政策研究，2009，2（1）：1-5.

［24］ 孙志刚. 实施综合改革加快基层医改新机制建设［J］. 行政管理改革，2011，10：9-13.

撰稿人：秦怀金 刘利群 王 芳 李永斌

农村基层医疗发展研究

一、引言

基本医疗是指居民在患病时，能以其目前所能提供的，能支付得起的，相应适宜治疗技术的卫生服务，它包括基本药物、基本服务、基本技术和基本费用等内容。

从 2003 年起新型农村合作医疗制度在全国部分县（市）试点，到 2010 年逐步实现基本覆盖全国农村居民。新型农村合作医疗（简称新农合）参保农牧民患病治疗时，基本医疗保险只能提供的是新农合医疗保险药品目录内的药品、新农合医疗保险诊疗项目目录内的治疗、新农合医疗保险支付标准内的费用。超过范围的药品、诊疗项目及超过社会统筹、城乡医疗救助等医疗基金最高支付限额以上的医疗费用不属基本医疗范畴，新型农村合作医疗保险不予支付。由此可见，医保是有一定范围的，超过规定范围的药品及诊疗服务项目不予支付，另一方面这个"基本医疗范围"与地方经济发展水平和医保投入水平特别是政府的投入水平有正向关系。如 2011 年政府对新农合和城镇居民医保补助标准均由上一年每人每年 120 元提高到 200 元，城镇居民医保、新农合政策范围内住院费用支付比例已经达到 70% 左右。2012 年起，各级财政对新农合的补助标准从每人每年 200 元提高到每人每年 240 元。其中，原有 200 元部分，中央财政继续按照原有补助标准给予补助；新增 40 元部分，中央财政对西部地区补助 80%。

因此本研究所指"农村基层医疗"是新型农村合作医疗保险予以支付范围内的医疗卫生服务。本研究的重点是聚焦农村医疗，力争加大农村卫生服务研究的力度。农村全科医疗的研究应突出可应用性，而不是纯理论。在政策方面，要加大对农村全科医疗队伍建设的研究，加强财经方面如资金来源、医保政策等内容的研究。本研究在方法上采用"田野"调查法，即访谈了浙江省德清、余杭的两个区县的 5 家典型乡镇全科医疗社区卫生服务中心包括服务站的医务人员并结合全国性的资料进行分析提出建议。

二、国内农村基本医疗的现状与主要需研究的方向

2013 年 2 月 16 日新闻中心——中国网刊登的题为"卫生部部长陈竺：优先满足群众基本医疗卫生需求"一文指出，以维护人民健康为中心，以深化医药卫生体制改革为动力，坚持卫生事业的公益性，坚持预防为主、以农村和基层为重点、中西医并重、依靠科技与人才，保基本、强基层、建机制，完善国民健康政策，把基本医疗卫生制度作为公共产品向全民提供，促进卫生事业与经济社会协调发展，不断提高人民群众的健康水平。到2015 年，初步建立覆盖城乡居民的基本医疗卫生制度，使全体居民人人享有基本医疗保障，人人享有基本公共卫生服务，医疗卫生服务可及性、服务质量、服务效率和群众满意度显著提高，个人就医费用负担明显减轻，地区间卫生资源配置和人群间健康状况差异不断缩小，基本实现全体人民病有所医的目标。要实现这样的目标必须解决农村社区卫生服务中的一些基本问题，重点研究农村全科医生工作中的关键问题。

（一）基本医疗在农村全科医疗活动中的比重问题

在访谈的社区卫生服务中心，医生的医疗活动已基本限制在了"基本医疗"范围，除急症处理外"基本医疗范围外"的医疗活动就是向上级医院转诊。在时间分配上，院内坐诊与去社区开展预防工作（即执行卫生行政的任务和要求）接近 1∶1。上级部门给农村全科医生的指导主要集中在如何开展社区预防工作，包括疾病控制如预防接种、慢病管理、卫生监督如食品卫生、爱国卫生如改厕改水除四害等工作。但社区居民对其开展的预防工作因其不专业不到位，群众认可度并不高，有时对全科医生的医疗满意度反有所下降。

全科医生所关心的问题是，在医疗活动限制"基本医疗范围"的前提下，医疗活动还是全科医生的工作重点吗？在不出医疗事故的前提下医疗水平还需提高吗？提高医疗水平和医疗质量的动力与积极性如何调动？

一项对农村卫生网底工作的乡村医生实际工作时间和内容的调查发现在乡村医生的日常工作，临床常见病治疗占总工作量的 60% 以上。54.9% 的乡村医生还从事除乡村医生工作以外的其他工作，平均每月从事其他工作的时间比例为 20%，故在乡村医生工作范围内临床常见病治疗占实际的总工作量约 80%。71.4% 的乡村医生在实际工作中开展预防工作，包括为村民开展体检服务，平均每年提供体检服务 3 次。其中，测血压占体检服务工作量的 50.5%。59.4% 的乡村医生为村民建立了健康档案，服务人口健康档案的平均建档率为65.38%。83.6% 的乡村医生在日常工作中帮助慢性病患者改善生活方式。其中，96.4% 的乡村医生采用的方法为饮食指导。

乡村医生平均每周医疗服务人次数为 58.5 人次 / 周，与 2009 年的全国社区卫生服务站的数据（68.5 人次 / 周）相比较低。乡村医生平均每周服务人次数具有东中西部地区的

差异性，东部地区平均每周服务 140（及以上）人次的乡村医生占调查总数的 10.7%，中部和西部地区这一比例分别为 3.0% 和 9.7%。乡村医生平均每周转诊病人在 7 次 / 周以下的占总数的 80.0%；92.2% 乡村医生提供出诊服务，每周出诊少于 5 次 / 周的乡村医生占总数的 63.0%。53.4% 的乡村医生采用"口服给药"作为处置发热病人的首选方法。乡村医生每次诊治病人的平均收费为 17.4 元 / 人。诊治病人平均收费呈东部到西部递减的趋势。

而另一项开封市乡村医生岗位现状，乡村医生服务情况调查结果显示：62.6% 与村民建立了"一对一"的照顾关系；病人知道联系电话的占 69.5%；43.2% 定期为村民做体检；54.3% 为村民做健康教育；85.6% 把患有严重疾病的病人转向上级医院；接受过上级医院转向村卫生室病人的占 50.2%；51.4% 对所在村患慢性病的病人进行慢性病随防与管理；对三级医院或对口上级医院各科专家专业技术了解很少的占 59.7%；72.8% 除用西药治疗外还建议病人用其他疗法；37.0% 认为村卫生室的医疗专业设备不能满足诊疗需要。以上乡村医生的工作都有一定的自由度，比较适应农村实际卫生需求，其医疗工作所占的比例远高于上级要求的"医预比的 1：1"。从农村实际卫生需求来看，医疗应成为农村全科医生的最主要工作内容。

另一方面，大力发展农村公共卫生服务，实现农村基本公共卫生服务均等化是社会事业发展的重要目标。乡村医生参与公共卫生服务十分必要，特别是偏僻的农村地区，但更重要的要建立专职的农村公共卫生队伍，强化乡村医生专项培训提高其专项公共卫生服务的能力，并对其开展的公共卫生服务进行合理补偿即政府购买的服务内容，而不能仅强行列为农村医生基本绩效考核的内容，挫伤基础医生开展公共卫生工作的积极性。故应设立研究我国农村全科医生基本医疗活动内容的课题以及如何加强我国现阶段基本医疗工作量及服务质的考评方法的研究和实践，保证基本医疗作为全科医疗之本与社区公共卫生工作得到均衡的发展。

（二）提高农村基本医疗水平的研究

农村特别是偏远农村地区，由于转诊困难，除万不得已患者更愿意在家附近就诊，目前乡村医生承担了大量的农村基本医疗工作，就其数量及分布来说基本已经到位，但是实际上基层医生的医疗水平普遍较低，这就更需要提高农村全科医生的基本医疗水平。如 2010 年吉林省乡村医生数、平均每村乡村医生数分别达到 15238 人和 1.70 人，乡村医生大专及以上学历占 11.33%。2011 年吉林省乡村医生具有执业（助理）医师资格占 16.56%。吉林省乡村医生数量已基本满足村级卫生组织需求，但队伍学历结构水平和执业化程度有待提高。而我国西部地区农村基层医疗队伍水平偏低情况更加严重。如四川省部分贫困边远地区乡镇卫生院卫生人力现状调查分析认为，四川贫困边远地区乡镇卫生院卫生人员的学历、职称普遍偏低；专业类别分布不合理，护理和预防保健人员明显不足，并且存在有大量不具备执业资格者仍然在岗的情况。且政府部门对农村卫生的投入不足，队伍不稳定。加强对乡镇卫生院卫生人员的培训，提高整体素质已成当务之急。边远和部分少数民族情况更加需要关注，如新疆目前有乡村医生 15000 人，其中 11000 人没有学历，在职的乡村医生尤其村医数量少，能力低，不能满足广大农牧民基本的医疗需求，不能解决农民看病难、看病贵的实际困难。云南省普洱市边境一线乡村医生现状调查与分析结论相似。

为了解决当前农村地区乡村医生基本医疗水平低下的问题，各地都要求根据乡村医生的需求和各地的实际情况开展培训。培训要实行指导老师带教制，1 名指导老师带教 2～3 名培训对象，鼓励有条件的省辖市按"一带一"的比例确定全科医生指导老师。此类措施确保培训能提高乡村医生初级卫生保健知识水平，满足乡村医生对培训的迫切需求，可保证在岗培训的可行性和持续性。

根据对湖北省荆州市乡镇卫生院全科医学培训状况展开的调查分析结果，当前我国乡镇卫生院全科医学培训存在以下主要问题：培训内容实践性不够、课程内容太多、安排培训项目少；针对性不强、重点不突出、过于形式化；培训时间太短、形式走过场、上级不重视。面对农村全科医学培训出现的问题，各地要结合实际情况，在保证质量、坚持标准基础上，应采取以下原则加快乡村医生队伍建设培养：培养和引进相结合，脱产学习和半脱产学习相结合，集中面授和自学相结合，集中理论辅导、技能训练和考核与业余借助远程网络等双向信息化教学与自学学习相结合教学模式。而在学习内容上主要是要根据农村医疗条件研究制定主要疾病（常见病、多发病）的临床指南与临床路径，规范基层医生的实际医疗服务水平，改变现在以专科医院为基础的临床指南与临床路径并不适应农村医疗的需要与实际状况。

针对目前转岗培训教育存在的问题，提出了坚持学以致用和对人民健康负责的原则，指出要加强规范管理，正确处理若干关系，包括针对农村的临床指南与临床路径的研究，农村适宜技术的培训等，使转岗培训提升教育真正能为开展农村社区及乡镇卫生工作而服务。梁小雨针对河南省开封市乡村医生岗位培训现状及对策做的研究得出乡村医生转岗培训 37% 选择了培训场地为医学院校，50.6% 选择了培训时间在双休日，68.7% 选择了理论与实践相结合的培训模式，51.9% 选择医学院校相关专家为培训老师，51.9% 认为工作中最感棘手问题是常见病、多发病的诊断和治疗，69.1% 认为参加培训的主要原因是自我提高，65.4% 选择了愿意参加政府出资安排的培训即便会影响所在诊所的正常运转。

至于培训与教育补贴的问题主要是由政府出资，而如何补贴等也应成为研究的内容。2010 年国务院 5 部委联合发文《免费为中西部乡镇卫生院培养全科医生的实施意见》，各地纷纷开展农村定向全科医学生免费培养工作和在职基层医生向全科医生转岗培训教育，如河南年培训 3000 名乡镇全科医生。河南省乡镇卫生院拥有执业医师 13855 人。该省要求，从 2013 年起到 2015 年，对全省乡镇卫生院执业医师开展全科医生转岗培训。每名全科医生转岗培训时间为 1 年，包括理论培训时间 4 个月、临床实践培训时间 8 个月（不少于 1 个月的社区实践培训）。该省卫生厅按每名全科医生 3500 元的标准安排培训经费，主要用于理论培训。同时，要求各省辖市、县（市、区）配套相关经费，确保专款专用。

（三）农村医生安全风险的防范问题

2013 年 1 月 5 日时任国务院副总理李克强邀请正在北京参加央视活动的"最美乡村

医生"和"特别关注乡村医生"到中南海座谈，李克强最关心的是乡村医生在行医过程中有哪些困难。来自贵州黔西南州的乡村医生代表钟晶表示"全国各地的（乡村医生）都存在这样的问题。第一个是收入少、很多乡村医生生活都难以为继；第二个是保障低，很多乡村医生都没有养老保险；然后是风险，因为在乡村诊断的设备比较简陋，乡村医生只能靠经验给病人看病，毕竟有风险，风险也很大；最后是学习和培训的机会比较少，因为工作量很重。"李克强总理听完汇报后表示："你提出了四大问题：收入的问题、保障的问题、培训的问题、风险的问题"。之后乡村医生周松勃也反映了乡村医生的风险问题，李克强建议研究农村医生医疗安全保险制度的问题，指出这一制度既要有调解制度也要有保险制度，让乡村医生能够解除工作的后顾之忧。

针对农村医疗安全的防范问题，国内许多学者做了相关的调查与研究。梁华等关于广西乡村医生基本状况的调查、闫肃等山区乡村医生现状调查分析等都显示我国农村普遍存在着"医疗安全（风险）的防范"的机制与保障措施缺乏的问题。农村医疗安全一要靠加强医生培训规范医疗服务行为，强化准入管理，提高乡村医生执业水平，另一方面还要有上级医疗机构在医疗质控上的实时支持，如建立远程的医疗会诊与转诊体系等。要建立农村医疗行为风险保险体系的支撑体系。这是来自农村医生们的真正呼声和需求，应该和必须成为农村全科医学研究重点之一。柯昌玲等关于湖北省乡村医生人力资源现状分析结论是，对乡村医生的资格考试作适当调整，并且完善对乡村医生的补助，加强相关培训等。湖北通山县354名乡村医生的全样本为研究对象，采用半结构式问卷对其进行问卷调查。结果通山县乡村医生的学历水平以中专及以下学历为主，整体执业水平还较低，仍有相当一部分乡村医生不具备执业资质，而已取得执业资格证书的以乡村医生执业证书为主加强培训。研究建议应当加强准入管理，提高乡村医生执业水平；明确政府投入责任，确保乡村医生基本待遇；完善乡村医生保障体系，促进乡医人才队伍建设。

（四）完善健全农村与基本医疗相适应的药品供应保障体系的研究

贯彻落实《国家药品安全"十二五"规划》，提高药品安全水平，强化药品研制、生产、流通和使用全过程质量监管，严厉打击农村地区制售假冒伪劣药品行为。要研究国家基本药物目录遴选调整机制包括各省市城乡不同的遴选调整机制，规范基本药物采购机制，强化农村医疗机构基本药物使用管理，建立和完善基本药物临床综合评价体系。要以基本药物制度为基础，健全农村药品供应保障体系，逐步破除"以药补医"机制，推广适宜医药技术，鼓励生产和使用安全低价有效的药品，扶持中医药和民族医药事业的发展，规范基本药品的生产流通，降低药品虚高价格，保证农村基本医疗用药，确保基本药物安全有效、公平可及、合理使用。巩固基本药物制度。

基本药物制度对基层服务能力也产生了双重性的影响，如部分常用儿科、妇科以及专科特色用药不在目录之内，难以满足部分群众需求，乡村医院与社区卫生服务机构用药习惯不同，社区药品无法满足市县级医院制定的治疗方案，患者在社区特别是较偏远的农村得不到后续治疗药物，群众有一定的意见。农村与基本医疗相适应的药品供应保障体系应该作为农村基层医疗发展重点配套研究方向。

（五）农村全科医生的收入问题

2010 年中国乡村医生现状调查全国乡村医生年总收入的平均值为 14591.16 元，最高年收入为 500000 元，最低年收入为 10000 元。年总收入为 10000 ~ 50000 元的乡村医生占总数的 61.6%，东部、中部和西部这一比例分别为 77.6%、58.9% 和 45.9%。乡村医生年总收入的构成为卫生服务收入、农副业收入、预防保健补贴和政府的其他补助，卫生服务收入所占比例为 60%，药品收入占年总收入的 50.0%。乡村医生期望收入达到一年 10000 元至 50000 元范围内的占总数的 82.4%，东部、中部和西部这一比例为 79.8%、84.0% 和 82.8%。期望年总收入在 100000 元及以上的乡村医生占总数的 4.5%，其中，东部、中部和西部这一比例分别为 5.9%、4.0% 和 3.7%。8.8% 的乡村医生对现有收入满意，41.8% 的乡村医生不满意现有的收入。而根据甘肃省一线调查资料显示，全省乡村医生人员素质较低，中专及以下学历达 81.3%；乡村医生平均年收入为 13340 元，47.0% 的被调查者平均年收入不足 10000 元，仅有 13.4% 的被调查者对工作收入满意；乡村医生收入来源主要为卫生服务和农副业，其次为预防保健和政府补助，急需建立健全乡村医生的收入和保障体系。根据开封市乡村医生工作报酬情况的调查结果显示 49.2% 认为自己的报酬同乡镇卫生院医生（同年资和同学历）的报酬相比很低，47.1% 对自己目前的报酬水平很不满意，30.2% 认为相对于工作职责而言，自己的报酬水平极不公正。

据 2011 年 11 月 25 日的《经济参考报》报道美国 20% 人口居住在乡村，而乡村医生仅占全国医生总数的 9%。美国医生大多不愿居留偏远地区，外国人因而成为乡村医生的主力。收入较低是不少医生不愿意"下乡"的主要原因之一。在偏远地区，患者收入相对较低，支付能力差，大多参加联邦政府"医疗保健"（medical care）项目或由联邦和州政府联合出资的"医疗补助"（medical aid）项目。前者主要面向老人和残障人士，后者主要面向低收入群体。在城市，更多患者购买商业保险。提供同样治疗，医生从购买商业保险的患者处所获收入远高于参加政府医疗项目的患者。托马斯·杰斐逊大学研究家庭和社区医疗的教授霍华德·拉比诺茨认为，除非乡村医生的报酬得以改善，否则无法吸引医生"下乡"。另外，偏远地区更需要全科医生，而医学院毕业生却倾向做专科医生，加剧了偏远地区的医生紧缺状况。

随着我国经济水平的不断提高，即使城乡一体化的努力在一些地区的农村有了较大的吸引人才的能力，但就全国来说城乡二元结构并未改变。美国的收入较低是不少医生不愿意"下乡"的主要原因之一，在中国是一样存在的。

关系农村基层医疗发展的核心是人，是技术合格的且医德医风高尚愿意在农村服务的全科医生，而参照有效的国内外成功经验，要借鉴国外的经验，根据药品零差价，收支两条线等社区卫生服务新型运行机制下研究基层医务人员的合理收入水平与分配机制，如绩效考核与绩效工资制度并及时完善养老保险等基本保障是吸引他们"下乡"并坚持较长时间在农村工作的关键。当前要重点研究各级政府对农村基层医疗卫生机构的投入机制，以基本医疗和预防工作的公益性为原则，研究并出台相关政策，如基层卫生机构的运行补助，建设经费补助，培训经费补助，制定合理的基层一般诊疗费政策。全面完成定性定编，推行人事制度改革和在此基层上的绩效工资改革，确保人员按工作完成量核算的补助经费的足额和及时到位。

（六）完善新农合及农村卫生信息系统建设

新农合是我国今后相当长的时间内农村卫生服务的重要经济基础，而农村卫生信息系统的建设与完善是农村卫生工作现代化及有效整合城乡卫生资源的重要保障。当前要重点研究充分利用和发展已有的计算机网络资源和信息资源，特别是要整合近十年新建立的比较完善的新农合信息管理系统与农村卫生服务信息以及健康档案管理系统的资源，避免重复建设和资源浪费。

由于目前各地新农合的组织机构设置、制度设计和实施模式尚不统一，因此，要在其信息系统建设实施前和实施中对业务流程不断调整和完善，用科学的业务流程优化信息系统建设，利用高效的信息系统使业务流程更加规范，真正推进农村医药卫生信息化建设。卫生信息化是社会公益性服务平台，应由政府引导并投入。在各级政府的支持下，加强跨区域信息平台建设，推动医疗卫生信息资源共享。提高城乡居民规范化电子健康档案建档率。加快农村基层医疗卫生机构信息化建设，以省为单位建立基层医疗卫生信息系统是今后相当长时间内的农村基本医疗发展的重要研究课题。

（七）积极发展农村中医药事业，提高基本医疗质量与效益

我国农村具有广泛的中医药赖以生存的人文与物质基础，要高度重视中医药在提高农村基本医疗质量与效益的作用。发展我国农村中医药事业，需要完善农村中医医疗服务体系，积极开展农村社区的中医医疗和预防保健服务。同时开展农村常见病与多发病以及重大疾病的中医药防治与研究，大力提升基层中医药服务能力和推广中医药适宜技术，加强中医药继承与创新，完善中医药发展的保障机制。

当前我国农村社区的中医全科医生人才匮乏，中医全科医生总数少、素质低、公共卫生和预防保健服务意识差，尤其是中医临床全科医学人才的匮乏已成为中医药参与农村基层医疗服务的主要制约因素，也成为制约我国农村社区医疗发展的重要瓶颈。针对目前在农村社区中医、中西医临床医学（农村全科医师）培养方面存在的问题，培养一批高质量中医药人才是当务之急，就立足于农村、社区，创新基层名中医和中医全科医学专门人才培养模式，以及农村中医药的研究与运用必须成为提高农村基本医疗水平和效益的一个不可缺少的重要研究方向。徐泽宇等提出以中医全科医学专业为依托培养农村社区中医药人

才，提出了一些思路。要根据各省市不同发展水平制定农村基层全科型中医医生的培养方案，如中医全科医生规范化培训、地方基层名中医的提升性培养，一般西医基层医生的西学中培训等多种形式。人员保障方面如浙江省就规定每一个社区卫生服务中心都必须配备一名专职的中医师。

（八）全科（基层）医疗在农村发展的运行与保障机制的研究

国内大多学者认为加强全科医学、基本医疗服务在农村发展的运行与保障机制的建设要重视乡村卫生服务一体化的问题，如"县—乡镇—村"一体化机制。即县乡村医疗卫生资源统筹配置改革试点工作，实施"大医院带小院、县院带乡镇院、乡镇院带村室"的技术与人才发展模式。而现阶段的关键是乡村卫生服务一体化的问题应尽快落到实处，才能使"县—乡镇—村"卫生结构中的基本医疗与预防任务在各级医疗卫生机构分配和落实。如 2011 年浙江省联合 5 厅局出台《关于进一步推进乡村卫生服务一体化管理的意见》提出乡与村中心与服务站在人财物统一的紧密型一体化管理，对乡镇卫生院（浙江省实施农村社区卫生服务中心制）实施定性定编。此项工作由政府主导和推进，并将村卫生室（站）的建设列为市县政府考核内容，以加大财政支持的力度。根据调研结果，浙江省景宁县实施乡镇卫生院和村委会共建共管模式取得实效。至 2012 年 8 月的统计浙江省乡村基本型一体化管理率已达到 96.4% 紧密型一体化管理率达到 65.1%。而根据袁红彦，郑祺等人的研究，山东省大多数地区也都已经实施了乡村卫生服务一体化管理与建设，管理率已达 90% 以上，取得了良好的成效。

一体化后农村社区卫生服务机构运行机制的全面建设更成为急需研究和实践的重要内容，包括一体化服务规范和水平的提升、基本医疗与基本公共卫生服务能力的全面发展、绩效考核与激励机制建设、农村居民对社区卫生服务的知晓率与满意度的稳步提高等内容的总结和研究才能适时推广。

而全国不同农村地区，如区域经济水平、地理分布、医疗发展水平以及资源分布等不同的医疗服务模式等的研究都应进一步加强。科技部于五年前在全国十几个省市进行了题为"小康型、全科型和基本型乡村卫生院不同服务模式"的大型研究，现在研究工作已全部结束，应尽快将结论用于指导不同地区的发展，以改变目前全国统一的发展模式，推动各地乡镇卫生院农村社区卫生服务中心实施符合当地实际的全科医学模式。

参 考 文 献

［1］刘聚源. 2010 年中国乡村医生现状调查［D］. 北京：北京协和医学院，2011.

［2］辛程远，金连海，王柳行. 吉林省乡村医生队伍现状分析［J］. 吉林医药学院学报，2012（05）：276-278.

［3］左晓华，张军，张超. 重固镇乡村医生现状调查及政策建议［J］. 上海医药，2012（24）：14-16.

［4］ 袁红彦, 郑祺. 日照市实行一体化管理与实施基本药物制度的村卫生室及乡村医生现状调查［J］. 社区医学杂志, 2013 (1): 28-29.

［5］ 余小龙, 李若冰, 邓丽丽, 等. 甘肃省乡村医生现状调查与分析［J］. 中国卫生事业管理, 2011 (6): 455-456.

［6］ 马克玲, 李秀云, 尚晓丽, 等. 云南省普洱市边境一线乡村医生现状调查与分析［J］. 卫生软科学, 2011 (5): 317-319.

［7］ 柯昌玲, 贾红英, 史甲奇. 湖北省乡村医生人力资源现状分析［J］. 中国农村卫生事业管理, 2012 (2): 114-117.

［8］ 周磊, 胡国威. 柳州市村卫生室及乡村医生现状分析［J］. 职业与健康, 2012 (5): 622-623, 626.

［9］ 张晓春, 杨卫星, 伊沙克, 等. 新疆农村村级医疗卫生现状调查分析与对策［J］. 中国农村卫生事业管理, 2010 (1): 24-26.

［10］ 江国帼, 刘丹萍, 万学红, 等. 四川省部分贫困边远地区乡镇卫生院卫生人力现状调查分析［J］. 中国循证医学杂志, 2010 (4): 454-457.

［11］ 鲁玉玲. 湖北省通山县乡村医生执业现状调查分析［J］. 中国社会医学杂志, 2010 (4): 258-259.

［12］ 梁华, 谢平, 曾小立, 等. 广西乡村医生基本状况的调查［J］. 中国农村卫生事业管理, 2010 (12): 1013-1014.

［13］ 闫肃. 山区乡村医生现状调查分析［J］. 内蒙古中医药, 2010 (19): 101.

［14］ 张晓方, 张霞荆, 州市乡镇卫生院全科医学培训状况调查分析［J］. 长江大学学报 (自然科学版), 2011 (4): 188-190, 136.

［15］ 王柳行, 辛程远. 农村定向全科医学生免费培养工作的探讨［J］. 人力资源管理, 2011 (12): 153-154.

［16］ 李凤英. 乡镇卫生院实施全科医学模式的问题与对策［J］. 中国社区医师 (医学专业), 2012 (7): 419-420.

［17］ 徐泽宇, 涂国卿, 陈建章, 等. 以中医全科医学专业为依托培养农村社区中医药人才［J］. 中医药管理杂志, 2010 (5): 387-389.

［18］ 陈鹏. 我市首次免费为农村培养全科医生［N］. 郴州日报, 2010.

［19］ 江西: 2350万元定向培养全科医生866名［J］. 中国社区医师 (医学专业), 2011 (5): 143.

［20］ 孙伟. 延边贫困地区乡村医生初级卫生保健培训现状及效果分析［D］. 延边大学, 2012.

［21］ 梁小雨. 开封市乡村医生岗位培训现状及对策研究［D］. 河南大学, 2011.

［22］ 刘冬莹, 董雪, 周海燕. 全科型乡镇卫生院适宜人才教育培训模式的探索研究［J］. 中国全科医学, 2013 (1): 72-75.

［23］ 辛程远, 金连海, 王柳行. 吉林省乡村医生队伍现状分析［J］. 吉林医药学院学报, 2012 (5): 276-278.

［24］ 杨晓玲, 杜成林, 赵华伟. 基层医院全科医生转岗培训的实践与探讨［J］. 中国医院, 2011 (9): 65-67.

［25］ 胡晓军, 杨力勇. 河南年培训3000名乡镇全科医生［N］. 健康报, 2011.

［26］ 郑玉玲, 张大伟, 彭新, 等. 中西医临床医学 (农村全科医师) 人才培养模式的探索与实践［J］. 中医药管理杂志, 2011 (4): 295-297.

撰稿人: 李俊伟

全科医学下的家庭医生服务

一、引言

人口老龄化给社会医疗卫生保健问题提出了严重的挑战，基层及社区卫生服务的发展进入了转型期和深化期，目前实际运行的成效与满足居民需求、与政府的期望以及医务人员自我认可等方面还存在一定的差距。为建立中国特色的医药卫生体制，逐步实现人人享有基本医疗卫生服务，建立覆盖城乡居民的基本医疗卫生制度，指导病人有序就诊，为群众提供安全、有效、方便、价廉的医疗卫生服务，2009 年我国出台了《中共中央　国务院关于深化医药卫生体制改革的意见》（中发［2009］6 号），并根据该意见制定了《医药卫生体制改革近期重点实施方案（2009—2011 年）》（国发［2009］12 号）。重点抓好五项改革，分别是：加快推进基本医疗保障制度建设、初步建立国家基本药物制度、健全基层医疗卫生服务体系、促进基本公共卫生服务逐步均等化、推进公立医院改革试点。2011年出台了《国务院关于建立全科医生制度的指导意见》，为进一步推进我国家庭医生服务指明了方向。

2010—2012 年是基层卫生服务蓬勃发展的三年，乡镇卫生院建设任务的完成标志着基层卫生服务向新的目标迈进；城市里，社区卫生服务是发展的重点，也已基本实现城市社区卫生服务全覆盖。与此同时，社区卫生机构的功能发生了转变，各省市分别出台家庭医生服务举措，制定相关标准，实行签约全科医疗服务、医防并重，主动服务，开展城市社区首诊和双向转诊试点。

二、家庭医生服务的兴起及国际实践

一般认为，家庭医生服务是以全科医生为主体，全科团队为依托，以社区卫生服务中心和区域医疗卫生协同服务体系为支撑，社区为范围、家庭为单位、全面健康管理为目标，以签约制服务为基础、多种服务形式相结合，为患者及其家庭成员提供综合、连续、有效的基本卫生服务。

家庭医生（全科医生）实践在西方已有200多年的历史。在早期，医学并不分科，通科医生一直是医疗服务的主导力量。直到19世纪末，生物学、解剖学等基础医学学科发展，促使医学进入专科化发展时期。专科医生及专科治疗逐渐增多，通科医生减少。20世纪40年代后欧美国家陆续步入老龄社会，加之环境恶化、城市化、流动人口激增等诸多因素，医学高度专科化的局限性逐步显现，社会开始寻求新的医学服务模式。1951年，Rogers在 *Person centred consulting textbook* 一书中，最早提出了"以个体为中心"这一概念。20世纪中后期，基于"以家庭为卫生保健中心"的概念，"家庭医生服务"在欧美发达国家兴起并发展。

目前，家庭医生服务制度已经是欧美国家普遍采用的一种有效的健康管理模式，可对社区居民从出生开始的各个人生阶段全程跟踪，促进健康生活方式形成，建立了分级诊疗的模式，控制医疗费用的支出。同时，首诊制度确立了家庭医生的地位和作用。长期以来，让家庭医生发挥守门人作用已经在许多国家达成了共识，英国、加拿大、澳大利亚、美国等国也开展了卓有成效的工作。

英国：英国是现代社区卫生服务的发源地，是实行家庭医生制最有经验的国家。19世纪初，英国的 *Lancet* 杂志第一次把那些接受过一般的医学训练而个体开业的行医者称为通科医生（General Practitioners，GP），以便与其他治疗者区别开来。英国全民免费的国家保健服务系统分医院服务和社区卫生服务两个层次。家庭医生是国家初级卫生保健服务的主要提供者，其承担的社区卫生服务内容包括：初级医疗保健、健康促进、慢性病管理、免疫、宫颈检查、麻醉等。家庭医生向其注册的病人提供从出生到死亡全过程全方位基本医疗卫生服务，包括疾病的诊断、治疗、医疗保健、传染病预防监测、健康咨询、病人转诊等内容。家庭医生能解决注册患者90%的问题。法律规定居民就近选择全科医生注册登记，并接受连续性服务。非急诊患者就医必须先找自己注册的家庭医生，经家庭医生转诊才能进医院接受治疗。

加拿大：医生分家庭医生和专科医生两类。90%的国民拥有家庭医生。患者原则上须先看家庭医生，由家庭医生对患者情况进行简单的判断和治疗，并由家庭医生决定是否需要进一步看专科医生。家庭医生决定患者接受治疗的种类及地点，也决定患者获得保健的时间。实际上，家庭医生充当"守门人"，这可起到分流病人的作用，也大大减少小病大治的现象，缓解了高等级医院的压力，是节约医疗资源的有效模式。

澳大利亚：家庭医生"守门人"的角色类似英国，提供包括疾病的诊断、治疗、医疗保健、传染病监测、健康咨询、患者转诊等服务。通常情况下，80%的患者会在全科医生诊所得到必要的医疗服务，只有20%的病人被转诊到医院或社区卫生服务中心。

美国：在每个社区都会有一个小型诊所，里面有将近10个家庭医生，可以看门诊，也可以做手术。市民病了，首先会来找家庭医生，由于家庭医生都是全科医生，所以一般的疾病他们都能治疗，只有一些无法应付的疾病，他们才帮患者转介专科医院。一般情况下，保险公司只负责经过家庭医生同意的继续治疗费用。医生、保险公司、医院之间为了保护自己的利益互相制约。家庭医生是一个家庭或团体的健康维护者，能提供健康咨询、预防保健、医疗康复和常见病的诊断治疗等长期服务，并对慢性病和康复期病人主动追踪观察。许多医生还开展了一些特殊的服务如：运动医学、老年病学、妇女保健、青春期保健等。

其他国家： 如日本家庭医生除了基本临床能力外还需指导家属的护理，必要时家庭医生可联系各系统的专科医生进行适当的会诊。古巴政府从 1984 年起开始在城乡实行家庭医生制度。到 20 世纪 90 年代末，古巴有家庭医生 3 万多人，远远超过美国、英国、加拿大等发达国家，涵盖了 98% 的人口，遍及城乡的每个角落。

三、世界家庭医生工作的一般经验

（一）本学科的特点

在国外，家庭医生虽然不是大医院的专科医生，却在社区医疗系统中找到了巨大的生存空间，他们提供的服务不仅要求医生有全面的医学专业知识，还强调运用家庭动力学、人际关系学、心理治疗等方面的知识来提供服务。这种更为人性化、个体化的医疗服务，令家庭医生在普通市民中赢得了高度的信任。同时，因为家庭医生给患者提供的是全面的医疗服务，更是连续性的医疗服务，一个患者往往从小孩开始直到成人都由一个家庭医生负责，所以也更要求家庭医生和患者之间需建立良好的关系。

在专业的学习上，国外的家庭医生培养要比一般的专科医生更为严格，需在高等医学教育的基础上再增加规范的全科医生培养学习。尽管欧美各国在全科医生培养年限上存在差别，但都形成了相对规范的全科医生培养制度：通常包括 5 ~ 6 年高等医学教育，再加上 3 ~ 4 年的全科规范化培训和持续性的继续医学教育。其中全科规范化培训是家庭医生培养的必经阶段。系统的高等医学教育和强化的全科规范化培训有效保证了人才培养的质量。

（二）核心竞争力

家庭医生是一类重要的复合型医学人才。国外的家庭医生具有全面的业务知识和临床技能，涵盖了内科、外科、妇科、儿科、五官科、皮肤科、心理治疗等多方面，日常诊疗严格参照全科指南，医患之间建立了良好的沟通关系。对于家庭的成员来说，不论其性别、年龄或所发生的躯体、心理及社会方面的问题，家庭医生均能以其独特的态度和技能，为个人和家庭提供连续性和综合性的医疗保健服务，必要时，也适度地利用社会资源及专科咨询。家庭医生与签约居民之间建立了一种长期、连续、信任的关系，正是这样一种彼此信任的关系，使得医患之间的关系非常和谐，人们更多的愿意去家庭医生那里寻求健康的帮助，家庭医生真正实现了健康守门人的角色。而家庭医生是医生中的多面手，这种多面手一直存在于整个医学发展的历史过程中，其作用是任何其他专科医生所无法取代的。相关数据表明，家庭医生服务能够满足社区居民至少 80% 的治疗需求。在社区卫生事业发展最好的英国，综合国力最强的美国，城市及农村人口比例与我国相似的澳大利亚，全科医学教育已经形成了一套比较完善的以高等医学院校教育、毕业后医学教育及继续医学教育为主要形式的全科医学培训体系。其培养目标要求职业操守、人文素养、学科综合、实践能力等多方面要素有机融合。

（三）各国经验总结

1. 建立家庭医生与居民签约机制

各国在实施家庭医生制工作中，普遍强调了建立家庭医生与居民签约的机制，如丹麦全科医生协会从 1973 年起开始同居民签订居民医疗保健合同；荷兰居民每年每人都必须选择一位全科医生进行签约。各国对于家庭医生签约居民数也作出了明确的规定，一般在 2000 人左右。

2. 实行社区首诊制度

家庭医生制很重要的一项基础政策是社区首诊制。英国规定患者除急诊外，生病后一般必须先到家庭医生那里进行初步诊治，只有遇到疑难病例或病情严重，需住院检查治疗时，患者才会被介绍到地区医院，英国的医院不直接接收非急诊患者；德国健康保险制度规定居民就诊必须先找社区家庭医生，需要住院服务者，由家庭医生出具证明转诊到医院，接受住院治疗；澳大利亚规定进入卫生系统的其他服务机构必须有全科医生的介绍，他们可以将患者转诊给医院的专科医生或其他卫生专业人员；保加利亚也规定看病首先要通过全科医生，然后才能通过诊断咨询中心进一步化验、诊断，同时进行转诊。

3. 实行按人头预付的卫生服务经费管理模式

在签约机制和首诊制基础上，以英国为代表的部分国家对家庭医生实施按签约居民数量预付服务经费（简称"人头费"）的政策。卫生管理部门将区域内签约居民的全部医疗服务经费预付给全科医生，由其全权使用和管理；全科医生在此基础上为居民提供最合理、最有效的医疗卫生服务；卫生经费的合理结余部分按一定原则纳入家庭医生收入分配。而在美国，保险公司代表投保人向医疗服务提供者购买服务，每位参保人自己选择或被分配一名家庭医生，保险公司则按人数将保费预付给家庭医生，家庭医生成为核心角色，从机制上成为委托人的健康和保险公司的"双重守门人"。荷兰也由疾病基金和全科医生订立契约约定服务项目和要求，并采用按人头计酬的方式付给全科医生费用。

4. 严格规范家庭医生资质

各国家庭医生均由全科医生担任，普遍对全科医生从培养伊始到资质审核要求严格。

英国的家庭医生是经过全科医学专业培训（包括在医院各科轮转培训），并在皇家医学会注册的医师，是临床技能全面的基层医疗保健人才；在美国要成为一名全科医生，首先必须取得不错的学习成绩和医学院的临床评估，参加全国统一的标准化考试，随后才能进入面试，面试时会被问及诸如个人工作愿景等问题，借此初步判定人生观和价值观是否适合全科医生事业；荷兰全科医生需要有良好的医学教育和实践背景，在从医学院毕业后必须经过3年的规范化临床实践培训。具有如此资质的全科医生也只是通过研究患者的病史，决定是否移交给医院的医学专家做进一步诊断。但他们覆盖的医疗范围很广泛，各种疾病包括心理疾病都可以请求全科医生予以诊疗。

5. 家庭医生成为各国医务人员主体

由于家庭医生在各国医疗体系中的重要作用，家庭医生数量在各国医务人员队伍中均基本超过半数以上。而且这些国家正致力于调整医师结构和比例，进一步增加全科医生的数量。

6. 服务项目覆盖健康管理各个方面

各国家庭医生服务在提供基本医疗的基础上，覆盖了居民健康管理的各个方面。英国除初诊服务外，对行动不便者提供出诊服务，还负责妇幼、中老年人保健，为个人、家庭及社区提供便捷的全方位服务。澳大利亚家庭医生主要工作内容以医疗服务和一些慢性病管理服务为主，其中包括：疾病诊断及处置、健康咨询、体检、转诊、家庭访视以及配合其他卫生机构开展专门项目如慢性病管理、计划免疫等。

7. 家庭医生趋向联合协同服务

各国充分发挥家庭医生之间，以及家庭医生与护士、药剂等辅助人员之间的协作作用。澳大利亚家庭医生以诊所为服务地点，有一个全科医生独自开办的，也有几个全科医生联合组建的；德国的社区医疗服务由私人开业诊所提供的门诊服务，但联合开业的情况更普遍；荷兰政府鼓励家庭医生在医疗站中与护士、药理师等一起合作，提供更好的医疗服务；澳大利亚诊所一般雇有接诊员和护士协助全科医生工作，其中护士做大量的慢性病管理工作，有些护士擅长于哮喘和慢性呼吸道疾病，有些比较擅长于糖尿病，有些则擅长于心血管方面的咨询，有的做一些常规性的护理工作；英国诊所中往往配有一名健康协调员，从事翻译和医疗辅助工作，药剂师还提供咨询服务和量血压等服务。

8. 家庭医生收入得到保障

为吸引优秀人才担任家庭医生，各国均对家庭医生的收入予以较高水平的保障。在美国，家庭医生已经列在十大高收入职业的前列，其收入和社会信任度超过了律师。

四、我国家庭医生工作的实践

我国内地于 20 世纪 80 年代末引进全科医学概念，家庭医生服务是全科医学发展的必然趋势。国内深化医药卫生改革的总体目标就是建立覆盖城乡的基本医疗制度，这一目标为"家庭医生服务"提供了发展契机，国内家庭医生服务是以全科医生为主要载体、社区为范围、家庭为单位和连续的健康管理为目标，通过契约服务的形式提供连续、安全、有效和适宜的综合医疗卫生服务和健康管理的服务模式来诠释的。

（一）国内家庭医生工作概况

我国家庭医生服务推进有快有慢，沿海发达城市社区卫生服务中心全科团队制度完善，近三年中，基本都开展了家庭医生责任制的试点工作，尤其是借鉴国外先进理念，取得了一定经验的积累。内陆发展中城市及欠发达地区还处于全科医生团队服务的主要模式，仅有个别地区在进行家庭医生责任制的试点工作。

北京：2004 年全科医生制度在北京全面推行之时，家庭医生服务便在酝酿之中。2006 年开始在部分区县进行试点，2010 年 9 月通州区 19 所社区卫生服务中心全面宣传并推行家庭医生服务，与近 6 万户家庭建立了家庭医生服务关系。2011 年 3 月出台《北京市社区卫生家庭医生式服务工作方案》，到 2012 年底家庭医生服务基本全面覆盖北京所有区县。目前北京居民根据自愿签约、自由选择、规范服务的原则，由服务团队与社区居民家庭签订服务协议，签约后，居民不出社区即可得到常见病、慢性病健康咨询、诊疗和转诊预约等服务，而家庭医生及其团队通过大医院对口支援社区、大医院专家编入家庭医生团队等模式提高技术水平。

上海：上海市从 2006 年起在长宁、徐汇、闵行、青浦和金山 5 个区陆续开展"家庭责任制医生"的健康管理模式，通过签约形式，家庭医生为签约对象提供基本医疗和公共卫生综合服务。2010 年开始上海大多数区、县全面开展家庭医生服务。目前上海建立了以区、县卫生行政部门为主管、社区卫生服务中心为依托、全科团队为主体和社区居民家庭为落脚点的服务构架，促进了社区基本医疗服务和基本公共卫生服务的开展。全市信息化管理平台对推进家庭医生服务起到了良好作用，家庭医生可充分运用现代信息技术为居民提供连续、高效的社区卫生综合服务。社会对该项制度反响良好，社区居民对社区卫生工作的满意度不断提高。

其他城市：广州、深圳等城市借鉴国际经验，开展家庭医生服务的试点工作。通过在自愿签约的基础上实行家庭医生服务，通过建立社区卫生服务"分片包干、团队合作和责任到人"，形成以"契约式"为特点的全科医师团队式服务模式。国内其他二线城市也都根据自身特点逐一开展家庭医生服务试点工作，但由于国内没有一个目标比较明确、内容比较清晰、模式比较规范的家庭医生制度框架，目前仍处于探索阶段。

港澳台地区：家庭医生服务制度已经是港澳台普遍采用的一种有效的健康管理模式，可对社区居民从出生开始的各个人生阶段全程跟踪，促进健康生活方式形成，引导合理就医，并控制医疗费用的支出。同时，首诊制度确立了家庭医生的地位和作用，家庭医生充分发挥健康"守门人"作用在港澳台地区基本达成了共识，居民的满意度较高，社区健康促进工作较完善。

（二）家庭医生工作的政策支持

1. 组织政策支持

无论内陆还是沿海发达城市基本都充分依托社区资源，对家庭医生制服务开展予以大力支持。社区多形成由家庭医生、全科团队成员、居委会卫生干部、计划生育干部组成的居民健康管理团队工作机制，发达城市的试点单位中还引入了家庭医生工作助理等模式，以家庭医生为核心，充分整合社区资源，共同为居民提供健康管理服务。

2. 软、硬件政策支持

居民健康档案是家庭医生开展工作的重要基础，各地均积极加强以居民健康档案为核心的卫生信息化建设，达到卫生部有关居民健康档案的卫生信息化建设要求并实现健康档案动态管理。发达城市部分能够实现区域联网，使得家庭医生能够获得全面、连续的卫生服务信息，为居民提供全过程健康管理。

各地卫生行政部门和教育部门，为加强全科医生规范化培养也出台了相应的政策，上海市自2010年开始率先实行了住院医师规范化培养项目。

3. 激励政策

在发达地区，社区卫生服务中心多有合理的家庭医生工作补贴标准，并纳入单位绩效考核。财政部门也对家庭医生制试点工作予以经费补贴，家庭医生工作补贴专项经费纳入社区卫生服务中心收支两条线预算，通过考核后予以下发。欠发达地区多为国家财政补贴机制，由于财力有限，相关补贴标准与发达城市差距显著。

4. 协调政策

发达城市大多能形成上下级医疗机构联动机制。以上海市浦东新区为例，区卫生局将建立区域内二级医疗机构与社区卫生服务中心组建为区域联合体，形成联动机制，确定辖区内家庭医生转诊定点医院，转诊定点医院建立转诊专门通道，设立专门的管理部门和负责人与家庭医生做好协调工作，对于通过家庭医生转诊来的患者，予以优先安排就诊、住院等服务。内陆地区也正在建立分级医疗和双向转诊机制。以四川成都、南充为例，也试点建立基层首诊和分级医疗管理制度，明确各级医院出入院标准和双向转诊机制，将医保定点医疗机构执行双向转诊和分级医疗情况列为考核指标，并将考核结果与医保支付挂钩。但欠发达地区相对转诊条件有限，转诊机制尚不完善，尤其是缺乏双向转诊的绿色通道。

（三）家庭医生工作的主要内容和形式

1. 签约

各地签约内容基本相似，均为制订家庭医生制服务协议，确定服务内容、方式、期限和双方责任义务等款项，通过政策引导服务对象在自愿基础上，选择辖区内的家庭医生签订服务协议，形成家庭医生对社区居民的签约服务机制。

在形式上，发达地区多数属于一对一签约为主，辅以区域签约。以上海为例，试点单位以家庭医生与居民一对一签约，居民认可，并建立完善的电子健康档案后签约才算完成。建立家庭医生信息公示制度，印制发放家庭医生联系卡等，使社区居民充分了解家庭医生服务的有关信息，进一步引导居民签约。医保参保人员可在本县（市、区）医保定点服务机构或家庭医生范围内自主选择签约医生，期满后可续约或另选家庭医生签约。根据参保人员的自主选择，服务责任落实到家庭医生个人。

而内陆地区多数属于区域签约为主，辅以一对一签约。家庭医生与自己责任区的居民签订一定期限的服务协议，建立相对稳定的契约服务关系，服务责任落实到家庭医生个人。

2. 服务模式

家庭医生服务的形式多样，但目前的基本原则是按人群分类，服务分层。将所有人群分为三类，采用"预约"、"转诊"、"健康教育"、"咨询"、"监测"、"跟踪"、"关怀"、"互动"等服务方式分层服务，包干实施。

（1）按照运行模式分类

按照卫生经费运行模式的不同，家庭医生制服务模式可分为五类：完全型全人群服务模式、完全型重点人群服务模式、非完全型全人群服务模式、非完全型重点人群服务模式和非完全型服务利用人群服务模式。

目前，国内大部分城市试点的家庭医生制模式多为非完全型，即卫生经费管理按服务项目由政府财政及（或）医保机构实际支付，或按项目预算支付，家庭医生仅负责提供卫生服务，不负责辖区服务人群的卫生经费管理。同时居民可以自由选择家庭医生，或直接到专科医院就诊。这种模式对家庭医生服务行为无法形成有效的激励和约束机制，管理成本较大、效率较低，家庭医生"守门人"的作用缺乏机制保证。

发达地区如北京、上海、广州，计划开始试点完全型家庭医生制服务模式，即实行卫生经费按人头预付制和家庭医生首诊制。在这种情况下，家庭医生成为居民健康和卫生经费的"守门人"。家庭医生所提供的卫生服务是否有效和所支配的卫生经费支出是否合理是考核家庭医生的主要指标。在提供合理有效的卫生服务前提下，划拨给每位家庭医生的卫生经费的结余部分可用于奖励家庭医生。这一激励机制有效提高了家庭医生的工作积极性和效率，促使家庭医生致力于为服务人群开展全面、适宜和有效的健康管理，强化初级预防保健工作，提供适宜的医疗服务，降低医疗费用。

（2）按照服务对象分类

按照服务对象分类，可分为三类：全人群服务模式、重点人群服务模式和社区卫生服务利用人群服务模式。

全人群服务模式是指以辖区内常住人口为服务对象，通过签约，由家庭医生提供全程健康管理的服务模式。相比较其他服务模式，家庭医生难以掌握不经常利用社区卫生服务的常住人口个人信息，对这部分人群需要主动筛查、上门宣传和提供健康教育服务。

重点人群服务模式是指以辖区内慢性病患者，以及老年人、残疾人等为服务对象，通过签约，由家庭医生提供全程健康管理的服务模式。重点人群服务模式与现行社区卫生服务中心提供预防保健服务的方式比较接近。

社区卫生服务利用人群服务模式是以利用本辖区社区卫生服务的人群为服务对象。当前的服务利用人群主要是慢性病患者、弱势群体和特殊人群。在非完全型服务的模式下，对这一人群提供签约家庭医生服务，并给予一定的政策优惠，有利于引导居民到社区卫生服务中心就诊。

（3）按照运作机制分类

按照运作机构性质的不同，家庭医生制服务模式可分为两类：政府主导下的家庭医生制服务模式、商业化运营的家庭医生制服务模式。

商业化运营的家庭医生因为其特有的优势，受到城市中高收入群体的青睐，商业化运营的家庭医生逐渐兴起，我国内地最早推行的是上海、北京、广州等发达城市，发展中城市未见此类详尽文献报道。在我国除了商业化运营的家庭医生之外，地方政府也注意到家庭医生在降低医疗费用、缓解医患关系等方面所发挥的作用。政府主导的家庭医生制服务模式，最初主要针对困难群体，随着逐步地完善，进而慢慢扩展到普通人群，是目前我国最主要的家庭医生服务模式。

3. 服务内涵

家庭医生制服务内容以基本医疗和公共卫生服务为主。

基本医疗包括预约门诊诊疗、家庭病床、上门服务、疾病筛查和转诊服务等。公共卫生包括健康档案管理、传染病管理、慢病分级管理、残疾人康复、孕产妇保健、儿童计划免疫、意外伤害报告以及健康教育等。针对重点人群提供基本医疗和公共卫生服务，工作机制和工作基础目前已经较为成熟。

（1）全科预约门诊

预约门诊服务是患者通过现场、电话和网络等形式，在合适的就诊时间选择合适的医生，完成诊疗过程的一种服务方式。这是对现行的即时挂号、即时就诊门诊模式的补充和完善。门诊预约不仅可以合理分流患者，提高门诊工作效率、最大限度地利用医疗资源，而且对家庭医生工作的合理安排起到积极的作用。在服务中家庭医生按照国家基本药品制度的要求及慢性病管理指南，对患者进行规范诊治。

以上海浦东地区为例，一经签约，可立即进行预约步骤。预约门诊必须采取实名制；对于初诊、复诊患者均适用；预约方式包括就诊时预约终端自助预约或专职护士协助预约、电话预约、网上预约及短信预约。只要在预约时间内就诊可以随到随就诊，有效地缩短了看病等候的时间。预约就诊的便利也对非签约居民的自由就诊起到了引导作用，吸引更多的居民签约。

（2）双向转诊

"双向转诊"实质上是由卫生行政部门牵头对城市医疗资源进行优化整合的一种方法。目前发达城市的"双向转诊"制度相对完善，基本建立了转诊绿色通道，发展中城市和欠发达地区绿色通道机制尚不完善。

"双向转诊"目前有两种方式，分别为手工转诊和网络转诊。现在大部分地区采用的是手工转诊，在发达城市，以上海、北京、广州为例，信息化比较发达，采用的是网络转诊。

1）手工转诊

社区转出。家庭医生在患者就医的过程中发现需要转诊的患者，详细填写双向转诊单，如姓名、联系方式、简要既往史、现病史及转诊目的等。欠发达地区多数凭借转诊单自己就诊。发展中城市，患者凭此转诊单，找到专职全科护士，由全科护士联系接诊医院的负责医生，确认就医时间，并详细填入转诊单并将相关事宜告知患者及其家属。患者凭此转诊单在指定的时间内前往接诊医院就诊。

上级转入。患者下转即对于诊断明确、急性期已过、恢复期、病情允许的患者，在充分与患者及家属沟通，征得患方同意的前提下，可将患者下转到相应的社区卫生服务中心。下转前，主诊医生先将患者信息电话告知社区卫生服务中心医务科，下转后原主诊医生负责指导社区卫生服务中心开展后续诊疗工作。目前自二三级医疗机构向社区的转诊还有诸多影响因素，有待进一步落实。

2）网络转诊

网络转诊需要强大的卫生信息共享平台。医生通过信息化服务平台，实现网上转诊，在网络转诊系统里详细填写患者简要既往史、现病史及转诊目的，开放绿色通道，预约就诊时间。患者在指定的时间内前往接诊医院就诊。结束后，经将转诊后处理意见填写完毕，回到家庭医生处完善后续治疗。上海、广州、北京等发达地区甚至可以完成网络检查、检验信息的传递与互认。

（3）健康档案

我国的健康档案研究起步较晚，是伴随着卫生信息系统与社区卫生信息化的发展而展开。根据我国卫生系统的现状以及卫生系统信息化的发展规划，需建成一个覆盖中央—省—市（地）—县（区）四级卫生系统的网络通讯传输系统，提高卫生信息质量，加强卫生事业的宏观管理、科学决策及重大灾害的应急应变指挥能力。

家庭医生服务，首要是建立签约居民的健康档案，目前主要以纸质和电子档案为主，主要结构组成为三部分：个人核心信息、医疗信息、公共卫生服务信息。其核心内容包括居民居住地、职业信息、通信信息、家庭成员信息、既往病史、慢性病危险因素、手术史、过敏史等；医疗信息为历次就诊的诊断、检验、用药、手术等信息；公共卫生服务信息主要包括高血压、糖尿病等慢性病分组管理的信息等。

（4）慢性病管理

在我国社区卫生服务体系中，慢性病管理是一项重点工作。居民与全科医生签订服务协议后，全科医生须完成对居民的基本体质信息的采集，如身高、体重、腰围等，同时针对居民的不同慢性病情况进行分类管理，定期加强随访、规范治疗、预防并发症。国家逐步增加公共卫生服务项目，提高经费标准。2010年，对城镇居民医保和新农合的补助标准提高到每人每年120元，设立专项公共卫生经费用于慢性病管理。在一些地区，还试点开展了慢病自我管理特色服务，如高血压、糖尿病自我管理小组，制定规范化服务流程，建立统一的标准化准入机制、规范制度与完善的评估体系。

（5）健康教育

对居民开展健康教育是全科医生的基本职能，其形式多种多样。目前内陆发展中城市和欠发达地区健康教育在起始阶段，多利用健康教育橱窗、板报、展板，进行科普宣传；发放科普知识资料，普及卫生知识；随诊进行健康教育，开展家庭病床的健康教育等。而发达城市除上述方法外，多数采用组织社区健康教育活动，活动形式多样，如义诊、咨询、讲座，开办健康教育学校；利用电教设备，为患者及其家属放映卫生科普片；其他各种各样的比赛形式，如知识竞赛、烹调比赛、健身比赛等。北京部分地区利用有线广播和闭路电视开展健康教育，健康教育部门与广播、电视等媒体配合，开设健康教育专题节目，由社区卫生服务中心（站）组织观看或收听。家庭医生责任制试点的城市还将健康教育的形式分为培训式及个性化两种。所谓的培训式健康教育就是通过集中讲座的方式，针对单病种进行相应的不良生活方式干预、饮食指导、用药指导等健康行为干预，以减低或消除影响健康的危险因素。健康讲座分为小班型及讲堂型。

通过多形式的健康教育活动，家庭医生服务的利用度和效度均能得到提升。

（6）其他

家庭医生服务里面还有其他延伸性服务，如制定健康关怀手册、24小时免费医疗咨询、医疗费用干预、有特殊需求的医疗服务、65岁以上老年人免费健康体检等在发达城市尤其是试点地区，其服务规范及制度相对完善。

（四）家庭医生工作的效果评估

1.效果评估由来与发展

我国目前社区卫生服务评价工作在各地都在积极探索，主要集中在对服务质量、资源利用程度、功能合理程度以及服务效果等方面。但国内社区卫生服务工作缺乏统一的评价标准，对现行社区卫生服务的不同模式进行系统全面的评价，把综合评价思路引入到社区卫生服务中，探索社区卫生服务在卫生资源配置、患者流向、费用控制、服务多样性和病人反应性等方面的作用，确立社区卫生服务不同于医院服务的效果评估体系是当务之急。

2. 目前评估体系管理与运作模式

社区卫生服务绩效管理体系是一个注重结果的体系，但同时它也是一个注重过程的管理体系，单纯强调某一方面而忽略其他方面都是片面和不正确的。目前，我国社区卫生行业常用的效果评估管理主要有以下三种模式：卫生行政主管部门直接管理、社区卫生专业部门管理（见表1）、社会力量第三方管理。目前一些区域把社区卫生服务的绩效评估结果与绩效工资挂钩，起到了激励作用。

表 1   我国社区卫生效果评估管理模式分类表

评价模式	定 义	实施部门	优 点	缺 点
卫生行政主管部门直接管理	县级以上人民政府卫生行政部门行使对医疗机构的执业活动进行检查指导；负责组织对医疗机构的评审等监督管理职权	上级行政主管部门区、县卫生局、社区卫生服务管理中心、医疗机构管理中心等	考核指标围绕目标结果，对社区卫生服务起到导航作用	以结果为导向，易重结果轻过程，考评方法单一，主观性强
社区卫生专业部门管理	根据各社区卫生服务中心各业务条线的隶属关系，由其对应的上级业务部门行使业务检查指导，负责组织业务绩效评审等监督管理职权	上级业务部门，包括卫生局、疾病预防控制中心、食品药品卫生监督所、妇幼所、儿保所、精神卫生中心等	针对性强，熟悉具体业务，设定指标能反映工作质量，反馈信息直接及时	考评者与被考评者平时联系密切，容易渗入主观性和情感色彩
社会力量第三方管理	将基本绩效中"服务效果、运行效率、综合满意度"等委托社会专业评估咨询机构考核	社会专业评估咨询机构	以第三方的角度考评，产生的结果比较客观公正	不熟悉具体业务，设定的指标不尽合理

3. 评估指标和内容

综合各地家庭医生工作的评估指标，各地差异较大。2011 年全国示范卫生服务中心创建标准的出台，使得目前各个地区的评价指标逐渐统一化。部分发达地区在此标准基础之上适当提高标准要求加上各地区自行制定的指标作为标准评估指标予以实施，发展中城市部分也采取了适当降低该标准要求作为考核指标。欠发达地区也有部分城市截取此标准适当部分作为地区评估指标进行考核。在评估体系中设有家庭医生服务的专项评估指标，包括签约数量、签约知晓度和满意度、双向转诊数量、医保费用控制数、慢性病管理数量等。目前的家庭医生评估工作还处于数量考核为主的阶段，还没有真正把签约居民的医疗费用控制与医疗质量评估有机结合起来，对家庭医生的激励作用还不够明显，但这是一个必然的趋势，要让家庭医生作为一个独立的责任主体对自己签约的居民在医疗质量和费用控制两方面全面负责，这样才能真正调动家庭医生的内在积极性。

（五）家庭医生工作的资源配置

1. 北京、上海等沿海发达城市配置情况

目前北京、上海、广州等城市物理硬件配置相对齐全，但与国际相比医疗资源匮乏情况不容乐观，尤其是家庭医生、护士、公卫医师等人力资源匮乏明显。全国共有全科医生近 10 万，但服务人口高达 13 亿，即便沿海发达城市，平均每位全科医生服务人口4000 ~ 5000 人。以上海为例全科医生占所有医生比例仅为 6.7%，而英国全科医生占比50%，平均每位全科医生服务人口 1800 人；美国、加拿大、澳大利亚等国也有 37%，平均每位全科医生服务人口 2000 余人。这样的人力资源缺口需要逐年增加全科医生的规培数量以及采取多种支持政策鼓励二三级医疗机构的医务人员经过转岗培训后充实到社区卫生服务中心或者采取多点执医的形式。

在目前人力资源严重缺乏的情况下，依托信息化技术是提高服务效率、深化家庭医生制服务内涵的重要支撑。目前有些区域正在探索，采用平板电脑与 3G 网络结合，提升全科医生团队服务效率。在社区人口相对密集，经济条件较为发达的社区，实现 3G 网络的全覆盖，全科团队可以依托平板电脑和 3G 网络，与中心网络实现无缝对接，并将血糖仪、血压计通过蓝牙功能实现了血糖、血压第三方数据录入。平板电脑还加入了居民健康档案的新建、完善和修改，慢性病患者的随访管理，计划任务提示和社区诊疗功能。从而实现家庭医生入户进行疾病诊治、慢性病规范管理、健康教育等服务。通过3G 网络与中心信息系统相连，既方便了居民，也减少了社区医生的重复劳动，提高服务效率。

另外，在通信和交通等形式上，开展家庭医生服务的区域也都有专项的投入，一般多采用通信补贴和交通补贴的形式，有些地区采用购买交通工具如电动自行车等形式。

2. 内陆发展中城市配置情况

内陆发展中城市配置情况与发达城市上有差距，硬件配置也参差不齐，尤其是信息化配置，与沿海发达城市差距明显，不能像发达城市一样通过信息化的整合大幅度提高医疗资源的使用率。2009 年国家《医药卫生体制改革近期重点实施方案（2009—2011 年）》提出的完善以基层医疗卫生服务网络为基础的医疗服务体系的公共卫生服务功能，建立分工明确、信息互通、资源共享、协调互动的公共卫生服务体系将有助于改善资源配置情况。

3. 欠发达地区资源配置情况

欠发达地区全科医生等人力资源匮乏更加严重，多数社区卫生服务中心不仅承担六位

一体服务，甚至由于地广人稀还要承担部分上级医疗机构的任务。而且硬件设备也相对不完善，近三年虽然建立健全了不少以县级医院为龙头、乡镇卫生院为骨干、村卫生室为基础的农村三级医疗卫生服务网络，但仍无法满足全部需求。

五、家庭医生工作展望

（一）家庭医生工作新模式前景展望

世界卫生组织早已提出：居民80%以上的健康问题可以在基层解决，而解决最好的办法就是发展全科医学，培养合格的家庭医生，逐步做到"大病进医院，小病在社区"。当前我国正值深化医药卫生体制改革的关键时期，全科医学面临着巨大的市场需求。深化社区卫生服务综合改革，转变服务模式，实现家庭医生服务制，可以控制医疗费用不合理增长，满足群众日益增长的基本卫生服务需求，充分体现家庭医生作为社区卫生服务的守门人所肩负"守健康、守费用"两项职能，促进基层医疗卫生服务规范化、标准化、信息化发展，建立符合客观现实的科学机制，充分调动全科医生整体的内源性活力，为居民提供连续、适宜、综合和个性化的医疗卫生服务。

家庭医生服务是适应居民需求的，既能体现社区卫生服务的功能，又能提供居民签约后契合居民服务需求的内容。积极开展社区预约门诊和社区首诊，就是基于社区居民基本医疗服务的实际需求，从流程和管理上为居民提供方便，让居民在享受便利的同时，又有利于提高居民对全科医生诊疗的依从性，从而为将来实施定点医疗、医保预付奠定基础。预约门诊的开展有利于减少居民排队就诊的时间，提高居民就诊的依从性。双向转诊、健康咨询和健康管理等工作都是目前社区卫生服务的重要组成。最主要的是参照国外经验，家庭医生对于病人医保费用使用的控制，避免目前过度医疗、过度检查的情况，大大缓解目前"看病难、看病贵"的局面。

但是，结合目前英国全科医生制度，看到家庭医生服务也有他的局限性，尤其是定点首诊，容易出现贻误病情诊治和检查的情况。另外，医疗资源匮乏下开展家庭医生制服务容易出现盲目苛求数量的扩大，我们曾有过强调数量、追求全覆盖的教训，居民"签而不约"，建立稳固的契约式医患服务关系要根据现有的服务人员数量和服务能力来稳步推进。

（二）家庭医生工作新模式困难及建议

1. 卫生政策倾斜不足，保障机制尚未完全到位

一项新的卫生改革举措需要配套政策的支持，开展家庭医生制服务也是如此。卫生行政部门应落实专项财政补贴政策，优化全科医生工作和培养环境，创造良好的软硬件工作

氛围，提升全科医生的荣誉感和社会地位。全科医生是开展此项工作的主要角色，而目前全科医生缺口较大，卫生行政部门要着力于建立保障全科医师数量和质量持续提升的机制。

2. 人力资源短缺

目前我国有社区卫生服务中心 3400 多个，社区卫生服务站 12000 多个，拥有 10 万社区医生，但是经过正规培训的家庭医生只有几千人，这些数字反映出我国家庭医生的严重不足，而经过培训的公卫医师、社区护士也是严重短缺。建议在学历教育方面，进行招生结构调整，增加全科、公卫医师的招生比例，也可扩大定向委培名额。有些地方还引入了家庭医生助理员的工作模式，由有经验的社区护士协助全科医生完成签约的各项服务工作，逐步与国际通行的家庭医生模式接轨。

3. 逐步统一各地家庭医生服务基本模式

各地区人群特征不同，医疗卫生条件也参差不齐，导致目前团队服务模式缺乏明确的人员配备比例和运行模式，服务质量和服务方式也不尽相同。各地区根据实际情况，建立各地适宜的团队服务模式标准。人员搭配合理，分工明确，责任到人。必须对家庭医生进行科学的管理，同时要形成一套完整的激励机制，应提高基层卫生人员的待遇，同时在编制、经费、培训等方面给予相应的政策保证。

4. 传统医疗模式根深蒂固、居民信任度不高

目前，多数病患对于家庭医生概念不清，仅仅从字面上理解，以为就是到自己家庭服务的医生。一段时间内政府、媒体要正确引导，给予政策上和宣传上的帮助，加大宣传力度，转变医疗模式，提高居民的信任度与参与度。

5. 信息化支撑要全面加强

国家信息化硬件普及的工程为全国社区卫生服务中心带来的硬件的全面提升，同时也带来了工作量几何数的增长。尤其是内陆发展地区及欠发达地区，由于健康档案多采取纸质形式，信息化工程采用电子档案，将原有档案翻新去更新到信息化系统中，在初期是一个难以想象的巨大工程。即便是沿海发达城市，签约工作的实施、日常就诊、健康档案的录入基本实现信息化操作，这给电脑操作不是特别熟练的医生，特别是高龄医生的日常工作带来了沉重的压力，不仅信息化录入过程容易出现操作性错误，严重的甚至影响到就诊效率。有条件的地区可以尝试为家庭医生配备信息化助理员。上海浦东等地目前试点试行的信息助理的设立，可以让家庭医生有时间和精力来做好医疗工作，更好地为群众服务，提高服务效率，特别对一些学历不高、电脑不熟练、年龄偏大，但签约人数多，又深受百姓欢迎的家庭医生，真正把医生的全科诊疗时间还给居民。

6. 加强上下级医疗机构分工合作

上级医疗机构对于社区卫生服务中心的支持还不够，目前只有部分区县和地区建立了以区域内二三级医疗机构为中心，辐射多个社区卫生服务中心的医疗联合体，大部分地区缺乏该体系，造成转诊通道不畅、社区服务能力提高缓慢等局面。各地应因地制宜推广联合体医疗机构对于下属社区卫生服务中心的支持，增加培训和工作指导，提高社区卫生服务中心的综合服务能力，使绿色通道顺畅起来。

7. 考核机制有待进一步完善

家庭医生工作的考核还有诸多的问题需要解决，工作量大、内容散、考核指标过多且部分指标不合理，医生工作受医保政策限制，影响其工作的积极性。各省市应尽快建立统一的考核标准，例如英国的质量和结构框架（Quality and Outcomes Framework，QOF）考核机制等，合理考核，多方考核，采用更合理的考核制度，规范考核指标，充分调动医务人员的积极性。

随着我国全科医学的不断发展以及家庭医生制度的进一步探索和实施，各项支撑政策的出台和落实，必定积极推动我国家庭医生服务的快速发展，也必定能够探索出一条更加符合我国国情的家庭医生服务模式，更好地推进我国社区卫生服务的健康发展。

参 考 文 献

［1］ Bollen, M. and D. Saltman. A history of genera practice in Australia, in General Practice in Australia 2000. 2000, Department of Health and Ageing Canberrra.

［2］ General Practice Strategic Policy Development Unit, General Practice in Australia: 2000. 2000, Department of Health and Aging.

［3］ British Medical Association Members of BMA Council 2006–2008. 2006 cited. Available from: http://www.bma org uk/ap. nsf/Content/CounciMeet 0608.

［4］ Canadian Medical Association Board of Directors 2006 cited 2007 04/10. Available from: http// www.cma ca/index cfm/ci–id/19620/la–id/l. html.

［5］ American Medical Association Board of Trustees 2006 cited. Available from:http; //www.ama–assn org/ama/pub/category/13396.html.

［6］ JAMS. The Japanese Association of Medical Sciences 2007 cited. Available from:http://www.med or jp/jams/.

［7］ 吴春荣. 全科医生的起源［J］. 中华全科医学杂志, 2002, 1（2）: 104–106.

［8］ 曾国经. 英国的全科医疗与初级保健护理［J］. 中国农村卫生事业管理, 2006, 26（1）: 66–67.

［9］ 张俊权, 裴丽昆. 澳大利亚全科医生培养模式对中国的启示［J］. 中国全科医学, 2005, 8（17）: 1399–1401.

［10］ 余澐, 等. 上海市社区家庭医生制服务模式的可行性探讨［J］. 中国初级卫生保健. 2011, 25（10）: 9.

［11］ 王志坚, 等. 上海市松江区开展家庭医生服务 SWOT 分析［J］. 中国卫生资源. 2011, 14（5）: 302.

［12］ Susser M. Bull World Health Organ,1999, 77（5）: 436–438.

［13］ Pickersgill A.BMJ.1998, 317（7163）: 951.

[14] 卜保鹏，黎采青，顾庆焕，等. 社区健康管理的模式探索［J］. 中国全科医学，2011，14（7）2192.

[15] 陶海琦，陈惠芳，孙丽艳. 健康管理平台在家庭医生制服务中的应用［J］. 中国全科医学，2012，15（21）.

[16] 马金姝. 我国社区首诊的研究现状［J］. 预防医学论坛，2010，12（2）：151-154.

[17] 国家发改委. 关于印发以全科医生为重点的基层医疗卫生队伍建设规划的通知［EB/OL］. 2010.［2011-03-25］. http://www.sdpc.gov.cn/shfz/yywstzgg/ygzc/t20100430_359849.html.

[18] 鲍勇等. 社区卫生服务绩效评价［M］. 南京：东南大学出版社，2012，9.

撰稿人：孙晓明　杜兆辉

慢性病管理

一、引言

2011 年 9 月，被誉为"防治慢性疾病的里程碑"的第 66 届联合国大会预防和控制非传染性疾病（NCD）的高级别会议在纽约召开。会上，卫生部部长陈竺指出，中国目前有超过 2.6 亿非传染疾病患者，非传染疾病占人群死因构成的 85%，疾病负担的 70%，加强非传染性疾病防治已刻不容缓。

慢性非传染性疾病，简称慢性病，是一类起病隐匿、病程长且病情迁延不愈、缺乏明确的传染性生物病因证据、病因复杂或病因尚未完全确认的疾病的概括性总称。其主要特点为：①潜伏期长、病程长、反复急性发作；②发病率、致残率和死亡率高，严重耗费社会资源，危害人类健康；③有一些共同的、可控制的生物和行为危险因素，包括烟草使用、不合理膳食、身体活动不足三种行为危险因素以及超重或肥胖、血压升高、血糖升高、血脂异常四种主要生物学危险因素；④可预防和控制，有成本效益高的有效干预措施；⑤常见多种疾病并存的现象。

中国的主要慢性病包括心血管疾病、糖尿病、慢性阻塞性肺病和恶性肿瘤。这些慢性病已经成为中国的头号健康威胁，并且拥有一些相同的行为学及生物学危险因素。2011 年 6 月，由世界银行、世界卫生组织及中国卫生部联合完成的《创建健康和谐生活，遏制中国慢病流行》指出：中国和世界上许多国家一样，正面临慢性病的严峻挑战，2010—2030 年中国慢性病流行将不断加剧。其主要表现为：①至少患有一种慢性病的人数将不断加剧。我国 40 岁以上的人群中，慢性病患者（心肌梗死和中风，慢阻肺、糖尿病以及肺癌）人群将增长 2 倍，甚至 3 倍。糖尿病患者将成为这四种疾病中患者人数最多的群体（见表 1）。②慢性病主要负担由"患病"造成，且约 50% 的慢性病负担发生在 65 岁以下劳动力人口。疾病负担是指疾病、伤残或过早死亡对整个社会经济和健康的压力，包括流行病学负担和经济负担。由于慢性病多为终身性疾病，预后差，并伴有并发症和残疾，使得慢性病患者生命质量大大降低，给个人、家庭、社会造成沉重的经济负担。慢性病与贫困的恶性循环，使四种影响健康主要因素——心梗、脑卒中、糖尿病和慢阻肺的负担预计将增长近 50%，其中"患慢性病"而非慢性病导致的死亡，承担了慢性病总体负担的 90%

以上。这意味着在未来数年，慢性病导致的健康损失、伤残将显著增加，中国医疗卫生系统的负担将日趋严重。

表 1　2010—2030 年慢性病患者人数预测值

预测慢性病患者人数	2010 年	2020 年	2030 年
心　梗	810001	16081550	22630244
中　风	8235812	21356978	31773456
慢阻肺	25658483	42527240	55174104
肺　癌	1412492	4621900	7391326
糖尿病	36156177	52118810	64288828
总　数	79563965	136706478	181257958

资料来源：中国营养与卫生调查 2002，中国国家慢性非传染性疾病危险因素监测 2007。

近几十年，中国在经济增长和发展方面成绩斐然，然而在人类发展方面却长期落后于世界上经济最发达的一些国家。2010 年，联合国开发署公布的中国人类发展指数位列世界第 89 位，中国人健康调整期望寿命为 66 年，比二十国集团中的主要发达成员国少 10 年。慢性病给国家和个人造成了沉重的经济负担，来自世界银行的研究显示，如果每年能将心血管疾病死亡率降低 1%，则 2010—2040 年间产生的经济价值相当于我国 2010 年经济生产总值的 68%，或 10.7 万亿美元。世界卫生组织发布的《预防慢性病——一项重要的投资》中指出，只有 20% 的慢性病死亡发生在高收入国家而其余 80% 都发生在世界绝大多数低收入和中等收入国家，慢性病是因病致贫返贫的重要原因。因此，若不及时有效控制，将带来严重的经济社会问题。

国内外经验表明，慢性病是可以有效预防和控制的疾病。当前，国际社会对应对慢性病的有效干预措施有一定的共识，这些共识来源于不同国家的科学研究及实践经验。共识之一是卫生行业需要引入新的服务模式，重塑卫生系统，着重加强初级卫生保健服务（基层医疗），初级卫生保健网络在为慢性病高风险人群和慢性病患者提供预防和治疗服务方面起到至关重要的作用。

近年来，中国政府在应对慢性病的防治方面做了大量重要决策工作。2006 年，我国《国民经济和社会发展第十一个五年规划纲要》中将"综合防治心脑血管疾病、恶性肿瘤等慢性病"列入国家经济和社会发展规划，要求在尊重中国国情、整合现有社区卫生服务资源的基础上，探索科学的社区慢性病管理服务模式。随后，国务院颁发《关于发展城市社区卫生服务的指导意见》及相关配套文件，推动各地社区慢性病防治工作的开展，向各地提供适宜的慢性病社区综合防治技术并探讨可持续发展的工作机制和管理模式。2007 年 10 月，党的十七大报告把"人人享有基本医疗卫生服务"确立为全面建设小康社会的新要求之一。2008 年卫生部正式提出了"健康中国 2020"战略，"健康中国 2020"既是全面建设小康社会的必然要求，也是促进基本医疗卫生服务均等化的根本途径，符合国际卫生发展的潮流和要求。2009年，《中共中央 国务院关于深化医药卫生体制改革的意见》提出了"有效减轻居民就医费用负担，切实缓解'看病难、看病贵'"的近期目标，以及"建立健全覆盖城乡居民的基本医疗卫生制度，为群众提供安全、有效、方便、价廉的医疗卫生服务"的长远目标。为此，需要"健全基层医疗卫生服务体系，加强基层医疗卫生人才队伍建设，特别是全科医生的培养培训，着力提高基层医疗卫生机构服务水平和质量。转变基层医疗卫生机构运行机制和服务模式，完善补偿机制。逐步建立分级诊疗和双向转诊制度，为群众提供便捷、低成本的基本医疗卫生服务"。中国政府的"十二五规划"（2011—2015）更加重视人类发展，旨在改善全体公民的健康，实现公平的发展与增长。2011年国务院颁发《关于建立全科医生制度指导意见》指出，建立全科医生制度是促进医疗卫生服务模式转变的重要举措，全科医生主要在基层承担预防保健、常见病多发病诊疗和转诊，病人康复和慢性病管理、健康管理等一体化服务。全球经验表明，通过规范化培训后，能满足病患多种复杂需求的全科医生将是解决慢性病患者综合管理的关键所在。中国全科医生制度的建立是面对日益严重的慢性病流行，中国政府优化医疗卫生资源配置、制定全面的人力资源发展规划的重要举措。2012年11月，党的十八大报告中强调"坚持预防为主，健全农村三级医疗卫生服务网络和城市社区卫生服务体系，坚持为人民健康服务的方向"。

本专题报告的撰写参考了世界银行、世界卫生组织及中国卫生部联合完成的《创建健康和谐生活，遏制中国慢病流行》、世界卫生组织发布的《预防慢性病——一项重要的投资》、中国卫生部等15部门联合制定的《中国慢性病防治工作规划（2012—2015年）》、中国卫生部疾病预防控制局制定的《中国慢性病报告》以及国内外大量相关文献研究，旨在贯彻国家深化医疗体制改革，推动全科医学学科发展的同时，唤起国家和群众对慢性病的重视，以推动我国慢性病管理规范化发展。

二、慢性病管理研究

（一）慢性病管理研究的意义

国内外研究充分证明，慢性病管理是预防慢性病严重并发症发生、遏制慢性病流行的关键，通过预防、治疗和管理的有效衔接，能改善患者的健康状况，减少早死和伤残，能最大限度地提高慢性病防控效果。尽管近几十年来我国在传染病控制方面取得了显著的成绩，但这些早期的成绩并未得到巩固和维持，其原因是现有的卫生服务体系主要还是为应对急性病、传染性疾病而设计的，即患病就医，在应对慢性病防治方面尚有欠缺。慢性病"长期性"的特性给全球范围内医疗卫生体系提出了严峻挑战，一旦慢性病发生，患者将长期处于健康状况不佳并需要医疗服务。现有的卫生服务体系只会导致医疗费用不断增加，社会和个人负担不断加重，而且人群的健康状况也不能得到根本的改善。因此，研究如何有效地防控慢性病是我国深化医药卫生体制改革的重点之一，能否有效应对慢性病是检验中国卫生改革的试金石。

慢性病与日俱增的发展态势对中国居民健康造成了巨大的威胁，对国家控制医疗费用过快上涨带来了严峻挑战。主要慢性病引起的死亡率上升是不容忽视的。中国的脑卒中死亡率是日本、美国和法国的 4 ~ 6 倍。糖尿病死亡率也高于日本和英国。慢阻肺死亡率为十万分之 130.5，日本的 30 倍左右。中国的癌症死亡率也略高于其他可比国家。此外，糖尿病急性合并症住院率也远远高于欧盟成员国的平均水平。充分的证据表明中国现有的卫生体系不能有效满足人民群众的健康需求。在过去的二十年里，收入增加、充足的食品供应和食物种类多样化显著降低了我国居民营养不良的发生，促进了人们健康水平的提高。然而，社会、经济和环境的改变导致了中国疾病模式转变；人口老龄化加速；暴露于各种健康危险因素人群规模增加、程度加剧。世界卫生组织的一项全球性调查研究表明：真正健康的人仅占 5%，患有疾病的人占 20%，而 75% 的人处于慢性病高风险状态。因此，我国慢性病管理研究的重点是针对全人群的预防以及针对慢性病高风险人群的防控，通过慢性病管理研究有利于改变与疾病相关的危险行为、环境因素及导致慢性病的社会及经济影响因素。

研究显示，2010 年中国至少有 5.8 亿人具有至少一种与慢性病有关的危险因素，其中 70% ~ 80% 发生在 65 岁以下劳动力人口。饮食习惯的改变、不健康行为增加以及城市化所带来的污染加剧了慢性病的快速增长。而 50% 的慢性病负担是可以通过改变生活方式和控制行为风险加以预防和控制的。芬兰、英国、加拿大、法国和德国等发达国家的经验证实：通过预防和慢性病管理能够显著减少过早死亡、并发症的发生和劳动能力丧失。英国的最新研究显示减少吸烟和暴露于二手烟能在一年时间内产生健康和经济效益：降低了心血管疾病发生率和医疗费用。

我国的四种主要慢性病，即心血管疾病（心肌梗死和脑卒中）、糖尿病、慢阻肺和恶性肿瘤，是由一些相同的行为和生物学危险因素引起的，因此可以采取同样的干预措施加以控制。通过慢性病管理研究，对吸烟、不健康饮食、缺乏体育运动和酗酒等生活方式和行为危险因素的干预能有效降低人群中四个主要相关生物学危险因素：高血压、高血糖、高血脂以及超重、肥胖。

尽管不能彻底消除慢性病对健康的威胁，无法避免老龄化的发生，但国际经验显示过早死亡可以预防、慢性病导致的病残可以延迟发生，绝大部分的慢性病是可以预防和控制的。慢性病管理是一个过程，为了减轻慢性病的负担以及控制其可能给医疗卫生体系造成的巨大压力，需要政府通过实施多部门参与的策略，精心研究制定可持续的以及相辅相成的预防和治疗慢性病干预措施，以确保能够有针对性地应对慢性病的挑战。

（二）国外慢性病管理现状

慢性病的管理是当今健康管理的主题。健康管理是针对健康需求，对健康资源进行计划、组织、指挥、协调和控制的过程，也就是对个人或群体的健康进行全面监测、分析、评估、提供健康咨询和指导以及对健康危险因素进行干预的全过程。而慢性病管理是指以生物—心理—社会医学模式为指导，通过对健康人、慢性病风险人群、慢性病患者提供全面、连续、主动的健康管理，以达到促进健康、延缓慢性病进程、减少并发症、降低伤残率、延长寿命、提高生活质量，同时降低医药费用为目的的一种科学健康管理模式。世界卫生组织提出要建立以预防为主的慢性病健康管理创新模式。

1. 国外慢性病管理的做法与效果

慢性病管理在 20 多年前起源于美国。美国 20 世纪 70—90 年代是其慢性病发病的高峰期，为了保证其国民的身心健康，降低过快增长的医疗费用，一些医学健康中心提出了健康管理的新型医疗消费观念，并取得了显著成效。通过健康管理，1978—1983 年美国居民的发病率大幅度下降（冠心病、高血压分别下降 16%，4%）。Finlay 对心力衰竭等 11 个慢性病管理研究的效果进行了系统评价，结果显示这些心力衰竭病人的住院率和医疗开支都有所降低。近期，美国慢性病管理服务的最大提供商 Matria 公司通过评估哮喘、糖尿病、充血性心衰、慢性阻塞性肺部疾病、冠状动脉疾病、抑郁症和癌症等疾病实行慢性病管理后所产生的效果，确认了慢性病管理的积极作用。美国的成功应用推动了慢性病管理在世界范围的开展，澳大利亚、英国、德国、日本、新加坡等发达国家相继开展健康管理以改善慢性疾病的防治。健康管理的具体做法是在对个人健康状况进行评价的基础上，提供有针对性的健康管理计划，鼓励和促使人们采取行动来维护自己的健康。主要分为 3 个部分：收集服务对象的个人健康信息、健康评价和健康促进。如今健康管理在美国的发展日益迅速，7700 万美国人在大约 650 个健康管理组织中享受医疗服务，超过 9000 万的美国人成为 PPO 计划（优先服务提供组织）的享用者。

英国的慢性病管理模式属于国家经营管理类型，健康政策高度关注患有长期慢性病的群体。1999 年，《拯救生命白皮书：我们的更健康的国家》中阐明了政府的公共卫生策略，即用最好的方式促进人群健康，个人、社会和政府共同努力预防非正常死亡。社区的全科医生通过与国家健康服务系统签订合同，为民众提供最基本的服务，法律规定每一个英国公民都要就近选择一个全科医生注册登记，由此获得首诊服务；病人要获得专科医疗服务需经全科医生转诊，并在专科诊疗结束后再转回全科医生处。英国全科医生管理 17 种慢性病，以及抑郁症等心理疾病的管理，建立了统一严谨的慢性病管理考核体系即质量和结构框架（quality and outcomes framework, QOF）考核体系。2001 年英国卫生部提出了有经验患者计划，这是 21 世纪慢性病自我管理的新途径。该计划详细阐述了英国慢性病患者的基本情况和患者在实施自我管理过程中可能遇到的困难和可以借鉴的经验等。从 2005 年开始，以慢性病患者为主导的自我管理被列为英国健康政策的重要组成部分。

澳大利亚的基层医疗保健承袭了英国的传统，全科医生是慢性病防治的主要医疗骨干。首诊服务通常由社区诊所中的全科医生负责，全科医生处理 90% 以上的健康问题，在必要时向专科医师转诊，并实行双向转诊制度。在 20 世纪 90 年代后期，澳大利亚政府卫生和老龄化部开始投入大笔资金探索效用广泛的慢性病自我管理模式，使其适用于澳大利亚卫生保健系统。澳大利亚政府提出了慢性病自我管理的两个新的战略举措：①慢性病自我管理门诊服务；②慢性病自我管理教育、培训和支持现有的初级卫生保健工作者。他们的目标是：研究与实践紧密联系，建立一个强大的慢性病自我管理评价框架，有效地评估对患者的治疗效果和保健费用。2006 年 5 月，澳大利亚政府开始了一个通过国家慢性病策略控制慢性病的国家服务促进框架（National Service Improvement Framework）。此后，随着 2007 年 10 月《私人健康保险行动 2007》的出台，慢性病管理项目的资金投入已由健康保险公司提供资助。

芬兰从 20 世纪 70 年代开始，逐步探索了一种通过改变人群生活习惯，发挥基层社区卫生服务的预防功能，从源头上降低疾病危险因素的新型慢性病管理模式。日本预防控制慢性病的新模式是针对从源头上降低疾病危险因素的健康管理，它将体检、预防和健康管理、健康教育融为一体。不仅改善了健康状况，提高了其生命质量，而且还大大提高了医疗资源的利用效率，在操作模式上走在世界前沿。

国外慢性病管理的成效证明，人类已经掌握了预防和控制慢性病的手段，其根本是实施针对全民以及个人的全面综合的干预措施，重点是预防导致绝大多数慢性病的共同危险因素。一些国家运用慢性病管理策略已经大大提高了中老年人的预期寿命，改善了他们的生活质量。在澳大利亚、加拿大、英国和美国，心脏病死亡率在过去 30 年间显著下降，在最成功的国家下降了 70%。中等收入国家，如波兰，近几年在慢性病管理方面也有显著成效。世界卫生组织估计，从 1970—2000 年，仅在美国就使 1400 万人免于因心血管疾病而死亡。在同一时期英国挽救了 300 万人。

2. 可借鉴的国外慢性病管理模式

我国目前的医疗系统不能尽力做到整合慢性病所需各种服务以及确保服务的连续性，为改进慢性病防控，尤其是应对那些同时患有两种及以上慢性病的患者时，中国应采用新型慢性病管理模式。采用新型模式的最终目标在于改善服务可及性、提高服务质量和控制成本。根据美国、英国等发达国家的成功经验，世界卫生组织推荐"慢性病管理金字塔"模式、"疾病管理计划"等慢性病管理模式，以促进实现慢性病防控的综合目标。在这两种管理模式中，均强调全科医生等基本医疗保健提供者在慢性病防控中所起到的至关重要的作用。

（1）慢性病管理金字塔模式

慢性病管理金字塔模式是根据疾病严重程度及所需临床服务复杂程度将慢性病患者进行分类管理的一种服务模式，见图 1。一般来讲，有 65% ~ 80% 的患者属于低风险患者，很少需要专科医生提供专科诊疗服务，主要由以全科医生为骨干的基本医疗卫生服务团队为患者提供自我管理支持。有约 15% 的患者属于高风险患者病情反复发作或不断进展，是全科医生在基层提供慢性病管理的主要服务对象，需要纳入规范化管理中。有约 5% 的患者是复杂难治或需要在综合性医院住院治疗的患者，这些患者需要专科医疗服务的支持，重点由专科医护人员提供治疗和临床管理，全科医生的主要职责是提供转诊，协调专科医疗等卫生保健服务，提供咨询、教育、监测和随访等服务。

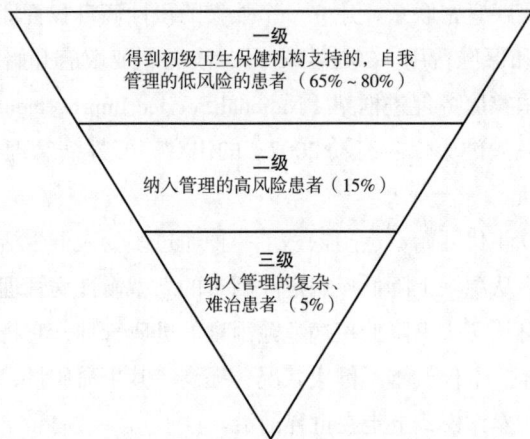

图 1　慢性病管理金字塔

资料来源：E. Nolte, M. McKee. 为慢性病患者提供服务：医疗体系视角，2008.

"慢性病管理"主要由以下部分组成：①自我管理支持（咨询、教育和提供信息）；②服务提供设计（由多学科人员组成的小组完成）；③决策支持（循证服务指南和医务人员培训）；④临床信息系统（病人病历、临床管理质量审查和反馈）。这一模式的核心是服务提供者与病患在评估、自我管理支持、优化治疗方案和随访方面的有效互动。

（2）疾病管理计划

疾病管理计划是一个协调医疗保健干预和与病人沟通的系统，它强调病人自我保健的重要性。这种模式目前在美国、德国和其他发达国家被广泛运用到慢性病的管理。疾病管理的目的在于改善病人的健康状况，并减少不必要的医疗费用。疾病管理包含 6 个基本要素：①人群识别；②循证医学的指导；③医生与服务提供者协调运作；④患者自我管理教育；⑤过程与结果的预测和管理；⑥定期的报告和反馈。德国最近的一项调查表明：通过 4 年的跟踪调查，参与"疾病管理计划"患者群体在死亡率、药物和医疗服务成本等方面均远远低于其他未参与计划但享有相关医疗保险服务的患者群体。在疾病管理模式下，全科医生是医疗保健和健康保险的"守门人"。全科医生为慢性病患者提供基本医疗保健，将绝大多数的健康问题解决在基层，必要时连续会诊和转诊；同时，要依据有关的规章制度、公正原则、成本效果原则等控制医疗费用，以最少的费用支出获得最大的健康效果。

此外，远程医疗越来越多地运用到慢性病管理中。研究已证明在改善糖尿病、心脏病、慢阻肺的治疗以及推动戒烟和增加体力活动方面取得了较好的效果，服务利用得到提高、遵医行为改善、住院率下降、健康状况改善。

（三）我国慢性病管理的现状

近几十年，我国经济社会快速发展，人民生活水平不断提高，群众健康意识逐步增强，为做好慢性病防治工作奠定了基础，并初步形成了具有中国特色的慢性病预防控制策略和工作网络。在充分总结国内外慢性病防治实践与经验基础上，归纳出我国慢性病防治的3—3—3策略，即：面向3个人群（一般人群、高危人群、患病人群），关注3个环节（控制危险因素、早诊早治、规范性治疗），以及运用3种技术手段（健康促进、健康管理、疾病管理）

1. 积极开展人群健康教育

自1999年以来，卫生部疾病预防控制局组织专家制定了《中国成人超重和肥胖预防控制指南》《中国儿童青少年超重与肥胖预防控制指南》《中国儿童零食消费指引》，修订了《中国居民膳食指南》和《中国居民膳食宝塔》，颁布了高血压、癌症、糖尿病、血脂异常、维持健康体重的宣传要点和核心信息，以引导宣传的科学化和规范化。

2007年，卫生部疾控局、全国爱国卫生运动委员会办公室和中国疾控中心共同发起以"和谐我生活、健康中国人"为主题的全民健康生活方式行动。将第一阶段的活动确定为"健康121"行动（日行一万步、吃动两平衡、健康一辈子）。目前全国已有28个省市自治区启动了行动计划。

2. 临床医生投身健康教育和慢性病防治工作

近年来，慢性病的防治工作已不仅仅是疾控部门及公共卫生医生的职责，越来越多的临床医生投身到健康教育和慢性病防治的工作中。并且，随着越来越多循证医学证据的提供和转化医学的应用，临床医生对慢性病的治疗正在实现从大处方到个体化、从关注疾病到关注健康、从单纯治疗到风险因素评估与控制、从专科医生到全科医生的完美转身，使广大慢性病患者从生命科学研究的成果和实践中受益。①临床医生投身健康教育：很多医院建立了患者教育中心并开展了多种形式的健康教育活动。一些医院积极探索专病门诊、宣教中心和患者俱乐部三位一体的全新管理模式。②诊断治疗关口前移：借鉴2003年美国国立卫生院发布的高血压防治指南（JNC7）并充分考虑国情基础上，我国修订了《中国高血压防治指南》（2010版），将收缩压120～139mmHg和舒张压80～89mmHg确定为血压正常高值，强调在临床诊断治疗过程中，对这部分人群要给予关注、干预和定期监测。③从关注疾病到重视危险因素：评估和治疗心血管患病风险成为近年来心血管病防治研究的热点和重点。高血压、糖尿病的治疗观念发生了重大变化，已经从传统的单纯降压、降糖、降脂发展为强调多重危险因素的综合干预和达标。2005年《中国高血压防治指南》修订版已特别强调了高血压的危险因素分层，指导医生在医疗实践中不仅要考虑患者的血压水平，还要综合考虑危险因素的控制。④重视知识的整合，关注全科医生：随着对慢性病的深入认识，具有综合医疗能力的全科医生越来越得到政府的倡导和支持，全科医生和专科医生合作与融合是大势所趋。

3. 从单纯治疗到健康管理和疾病管理

2003 年 11 月，卫生部、劳动与社会保障部和中国保险监督管理委员会联合举办"中国健康管理与健康保险高层论坛"，首次以官方形式推出健康管理的理念。近年来，这一理念已被广泛接受和推广。许多大型企业以健康管理促进职工健康，很多体检机构也纷纷推出健康管理的品牌。北京、浙江等地运用健康管理开展社区慢性病防治，有效提高了高血压、糖尿病的管理效率。广东省人民医院把健康干预做在健康评估的基础上，为服务对象量身定制健康改善计划，由第三方管理机构负责组织专职健康顾问和健康秘书对客户实施健康指导及健康管理跟踪服务，全力做好健康护理客户的网上咨询服务，为其建立健康维护方案，包括个性化的运动、营养、心理、中医养生等。深圳市盐田区人民医院针对慢性病危险因素在社区开展以健康教育为主要策略的综合健康干预。

"预防为主"在中国是最佳、最重要、最合适的方针和策略。行为危险因素的适度降低就能带来实质性的健康效益。从目前开展的控制慢性病的项目来看，中国已取得了一些成功经验。例如，脑卒中预防及在中国 7 大城市的烟草干预项目。1992—2000 年，在北京、上海、长沙开展以社区为基础的干预项目，主要内容包括：血压测量、高血压治疗和广泛的健康教育。三个城市分别选择两个社区，样本量 139243 人，对照社区样品量为 153 705 人。9 年后的研究结果显示，干预社区的脑卒中发病率男性下降了 51.5%，女性下降 52.7%；同期对照社区中，男、女分别下降了 7.3% 和 15.7%。在首都钢铁公司实施的一项干预研究项目中，开展针对脑血管疾病的干预，干预重点包括血压测量、高血压治疗、限制食盐摄入量和控制体重。8 年以后，与一般干预组相比，收缩压净下降 2.5mmHg，舒张压净下降 2.2mmHg。烟草干预项目结果显示，从 1996—2002 年，男性吸烟率从 70% 降低到 55%，戒烟率从 15% 提高到 22%，被动吸烟暴露也明显降低。将这些小规模的干预经验推广到中国更大范围是可行的。对危险因素的流行水平和模式进行持续监测是评估慢性病预防和控制活动效果的基础。

4. 我国慢性病管理模式的探讨

早在 2003 年初中国学者就提出社区卫生服务机构是实现慢性病管理模式转变的载体，在理论上成功解决了传统医疗模式忽视慢性病持续管理的问题。2009 年《国家基本公共卫生服务规范》明确将慢性病管理纳入国家基本公共卫生服务内容。基本医疗服务的理念强调健康服务不应仅局限于个人疾病的治疗，也应关注社区环境和行为的关系，它符合现代医学模式的转变和多元化、多层次防治慢性病的基本要求，在慢性病管理上同样具有适用性和可行性。为了切实降低患者的疾病经济负担，国内很多学者进行了卓有成效的研究与探索。彭绩等学者在对深圳市慢性非传染性疾病管理现状回顾分析的基础上，发现目前慢性病管理模式的特点是组建三级慢性病防治网，重视社区综合防治，并且指出领导重视、经费保证和健康教育是做好慢病防治工作的关键。刘庆敏等探讨了社区卫生服务机构在完善自身建设和开展慢性病综合防治过程中逐步实现医防整合的必要性和可行性，发现社区的慢性病综合防治为医防整合提供子平台，通过强化政府行为、优化社会资源、加强多学科联合、明确医防职责、实施综合防治使医防整合在社区慢病防治中得到体现。而以社区为基础的慢病综合防治是医防整合的最佳切入点。

目前我国的慢性病管理模式主要以社区为平台，防治策略分为高危人群策略和一般人群策略，前者注重对高危人群的筛选，发现并采取必要的干预措施；后者则侧重于人群的健康与不良行为习惯的改变。该防治策略为慢性病患者提供连续性、综合性、协调性的服务，将慢性病综合防治与基本公共卫生服务有机地结合起来，实现优势互补，同时促进社区卫生服务持续健康发展。

（四）全科医生在慢性病管理中的优势和作用

1. 全科医生在慢性病管理中的优势

20 世纪初，医疗科技的快速进步，使医学的发展走向专科化，但过度专科化的医生训练，却导致基本医疗服务的缺乏，不同疾病必须分别看不同专科医生，患者的照顾缺乏全面性与连贯性，医疗费用也被逐年推高。国际研究表明，以全科医生为主的基层医疗体系可以解决 95% 以上的疾病，只有 3% ~ 5% 的患者需要经由全科医生，转诊给其他专科医生做进一步诊治。以全科医生为主的医疗模式好处在于，患者可以选择自己信任的全科医生作一般疾病的诊治，并建立连续的健康档案。当患较复杂的疾病时，全科医生就可以依据过去的健康记录及目前症状作判断，并转诊给其他专科。这样，不仅可以实现持续性及全面性的照顾，也能提高医疗资源的利用效率。

英美的经验表明，基层医生人力增加，可以提升健康照顾的结果，这些结果包括：总死亡率、个别疾病死亡率（心脏病、癌症、脑卒中）、婴儿死亡率、低出生体重率、自我评估状态。依据世界全科医生组织（WONCA）于 1981 年对基层医疗服务所下的定义，全科医生应扮演四个角色：①处理患者目前表现出来的健康问题；②使患者养成正确的求医行为；③注意并处理慢性或不活动性的健康问题；④推动促进健康的预防保健措施。

全球经验表明，全科医生将是解决慢性病患者综合管理的关键所在。全科医生是社区卫生服务的主体，为个人和家庭提供可及性、连续性、综合性、协调性和基于实际环境和背景的照顾，具有有别于其他临床医生独特的核心能力，包括提供首诊服务和基本医疗管理健康问题的能力、以人为中心的健康照顾的能力、解决具体健康问题的能力、综合的方法和手段以及运用具有科学基础整体论方法提供全面照顾的能力等。同时，慢性病的管理绝不是一个全科医生在诊室里就可以管理好的，建立以全科医生为主的团队尤为重要。全科医生团队主要向辖区内居民提供基本医疗与公共卫生服务，包括门诊医疗，健康档案建立、慢性病管理、健康教育、预防保健及转诊等。

此外，全科医疗服务的基本特征和全科医生在医疗卫生服务体系中的角色和使命决定了全科医生在提供慢性病管理方面具有独特的优势。首先，全科医生是居民健康的"守门人"，往往采用签约的方式为居民提供约定的基本医疗卫生服务，与居民建立良好的伙伴关系。如在澳大利亚和英国，看专家必须经过全科医生的转介。居民非常相信他的全科医生，对全科医生的建议有较好的依从性。在全科医生的支持和倡导下，患者更有可能遵守长期治疗方案，选择健康的行为和生活方式。其次，专科医生在大医院为较多的患者提供临床服务，通常就诊时间不超过 10 分钟，服务对象不固定，因而难以为患者提供健康咨询和连续的自我管理支持。而全科医生为社区相对固定的居民提供基本医疗卫生服务，能保证15 ~ 20分钟与居民交流的时间，有利于提供信息支持和连续监测等慢性病管理服务。另外，全科医生接受立足于社区的全科医学专门训练，其不仅承担医生的角色，还承担咨询者、教育者、管理者和协调者等角色，其服务内容宽泛，涉及临床多个学科以及预防医学、心理学、行为科学等内容。因此，全科医生提供慢性病管理更具有专业性，具有更好的服务效果。

2. 全科医生参与慢性病管理的做法

慢性病预防和控制研究表明：慢性病的发生、发展和致残是慢性病危险因素长期作用于机体的结果。对慢性病的危险因素进行干预是减少慢性病发生、发展的根本措施。全科医生参与慢性病管理的做法是：控制危险因素、开展周期性健康检查和实施临床预防。

（1）控制危险因素

全科医生结合日常工作，通过个人健康史的询问，体格检查和实验室检查三方面进行。与专科病史询问不同，全科医生面对的可以是患者，也可以是健康人。专科病史是以疾病为中心的，而全科医生的询问是以发现（筛查）个人危险因素或潜在的健康问题为目的。危险因素的筛查已纳入全科医生常规业务，并在首诊、复诊、随访、或周期性健康检查时进行。全科医生的健康史询问常结合相应的健康教育进行，这是改变人的不良生活方式和行为，预防慢性病并且成本低而方便有效的方法。

（2）周期性健康检查

通过健康史询问、体格检查和实验室检查三项手段，以发现慢性病或其危险因素的以预防为导向的措施，是按年龄段、性别和可能的健康问题而设计的一定间隔的、个体化健康检查。周期性健康检查比例行体检更有针对性、更合理，是全科医生实施干预的一项重要临床预防服务，可提高慢性病的发现率和控制率。但周期性健康检查的项目、方法、周期（间隔时间）有的已有比较成熟的经验，有的仍在摸索，需要根据临床指南制定合适的周期性健康检查方案。

（3）实施慢性病临床预防

实施临床预防是临床预防医学的实践活动之一。临床预防医学是由临床医生在临床环境实施的预防。全科医生对一些群体性的健康问题实施临床预防是防治慢性病的一大趋势。临床预防项目的选择应首先考虑危害人群严重的、预防方法经济可行和预防效果显著的项目。根据我国实际情况，目前首先选择的是以改变不良生活方式和行为为目标的培养健康行为类的项目。

3. 全科医生参与慢性病管理取得的成效

目前全科医生参与慢性病管理的成效主要体现在针对慢性病危险因素进行干预和对社区高血压、糖尿病患者的管理。减少食盐摄入过量、控制体重以及控烟的干预措施在中国已初见成效。部分地区和基层医疗卫生机构已逐步建立了遵循慢性病相关规范和指南并以全科医生为主体的社区卫生服务团队来开展慢性病管理工作。2010 年 4 月，上海市正式启动家庭医生试点，截止到 2012 年 4 月，上海市 10 个区县总计有 122 家家庭医生工作室，参与试点的家庭医生有 1982 名，并开发出上海首套家庭医生签约系统，信息化更有助于个体化的慢性病防治和成本控制。陈建勋等在对慢性生活方式疾病的健康危险因素评价中，按代谢综合征及其高危人群的诊断标准和我国心脑血管疾病的预测模型，分别进行个体和群体的健康危险因素评价，并且强调对群体的健康危险因素进行评价，充分利用群体监测资料，以便于对群体进行干预。倪延梅等根据患者不同的情况，为 17 例不同的慢病患者调整膳食，通过配戴能量监测仪来量化运动，对所患疾病给予个体化的指导。经过 1 个月的管理，17 例患者均有不同程度的改善，并且增强了医院的服务信誉。吕书红等对 274 例高血压患者进行管理，通过慢性病俱乐部，举办防治知识讲座，指派责任医生进行随访和开展自我管理。结果显示，管理组患者对血压的判定标准、每日合理摄盐量、卒中的前兆、规范合理服用药物和定期监测血压是控制血压的措施等知识的知晓率明显高于非管理组患者。在赵芳等的研究中，由全科医生按照统一的诊疗规范和诊疗流程对 224 名高血压患者进行干预，定期随访。半年后，患者血压控制率上升，危险因素认知率显著提高。

全科医生团队通过制定高血压、糖尿病管理制度，团队成员按照各自分工落实，全科医生负责新发高血压、糖尿病病人的筛查，治疗效果的评估和指导，公卫医师负责健康档案信息统计、分析，护士负责健康档案基本信息采集健康教育。北京、上海等地的基层医疗机构已推广实施并取得了显著的成效。研究表明，以全科团队无缝链式服务模式，对纳入高血压管理的社区居民进行全程管理与以往线条分割式管理相比较，全科医生团队可以对患者提供从家庭到社区，从门诊到住院的全程环——线型个性化管理，使其与团队的全科医生感情较深，患者治疗的依从性提高，生活方式有所改变，进而使高血压的患病率降低，并发症和致残率降低。

4. 慢性病管理过程中的几个误区

把慢性病管理等同于对现在患有慢性病患者的门诊管理，而忽视了全人群，尤其是对慢性病高危人群的管理。由于传统的卫生服务观念，全科医生往往是在诊所坐等患者上门看病、求医，对患者的处理，多是满足于药物治疗，而慢性病管理的目标是减少慢性病及高危人群应急性事件的发生率，提高人群的生活质量，这就要求全科医生对现患病者进行药物治疗的同时，更要对高危人群进行有效地健康干预。

在慢性病管理中往往将疾病和患者割裂开来。慢性病患者往往是身患多种疾病，如果仅仅是以"病"为中心来进行管理，就会出现管理不到位，甚至相互矛盾、顾此失彼的误区。以高血压患者为例，人群中同时患有高血压、糖尿病、冠心病的患者是很常见的，如果以"病"为中心进行管理，可能会出现顾此失彼的现象，而这三种疾病在一个人身上发生，恰恰是导致心脑血管事件发生的高危因素，仅仅强调某一疾病的防治，都不能达到降低事件发生、提高生活质量的目的。

在慢性病管理中重视药物干预，而忽略心理、社会干预。生物—心理—社会医学模式是当今医学模式的主流，对慢性病管理具有重要意义，慢性病人群多是老年人，目前中国经济、社会发展的高度变异，对慢性病人群产生着巨大的影响，慢性病很多均是典型的心身疾病，与心理、社会因素密切相关，而由于种种原因，社区医护人员对生物—心理—社会医学模式的认识与应用存在着很大的差距。因此，在社区慢性病管理中，除了药物治疗外，要了解并帮助慢性病患者解除心理障碍，要尽可能地结合患者的社会因素，进行个体化管理。

三、社区慢性病管理研究

（一）社区慢性病管理意义

社区是人们生活中不可缺少的一个综合基础的群体基层结构。它为我们居住在一个固定区域的居民群体范围内的居民起着一种媒介桥梁作用。生活在一个社区的居民有着相同的生活习惯和居住环境，有利于疾病的预防和控制。对于慢性病管理最重要的就是社区，社区是切切实实去执行的单位。社区卫生服务在一定程度上来说最重要的是提供公共产品，而城市社区患者以慢性病患者居多，从饮食、营养、体育锻炼等方面进行预防和干预，是社区卫生工作的一个切入点。有关研究也证实社区居民对慢性病的防治有较高需求，社区预防保健工作的切入点可以是慢性病的系统管理。

鉴于慢性病"长期性"的特点，慢性病需要卫生服务系统提供长期持续的健康照顾，需要建立多学科团队，需要提供协调和支持性服务，需要患者遵守长期治疗，需要患者及其家庭参与健康行为干预的实施，需要医患之间建立良好的伙伴关系并定期进行沟通。因此，单靠三级医院的专科医生不能有效地控制慢性病，需要整合基本医疗与二、三级医疗卫生服务，使慢性病防控达到最佳的成本效益水平。

社区卫生服务是实施慢性病防治策略的重要保证，社区是开展慢性病危险因素干预最适宜的场所。世界发达国家的经验表明，社区卫生服务在为慢病风险人群和大多数慢性病患者提供预防和治疗服务方面都起到至关重要的作用。早在1979年，美国卫生总署关于"健康促进与疾病预防"的报告提醒美国公众以及医务界，应更加关注日常生活中那些习以为常的行为和社区生活条件，它导致了 50% 以上的过早死亡。我国学者分析前 10 位死因，不良生活方式和行为致病因素为 47%。因此倡导文明科学的生活方式，对人群行为危险因素进行干预就成为慢性病预防和控制的关键，而社区在这方面具有天然优势。社区医院或服务中心作为健康教育的重要场所，可以通过开健康处方、宣传板报、设立热线咨询电话、开设健康课堂等多种形式普及健康知识。同时，社区医护人员与居民的关系密切，清楚了解辖区内患者以及家庭的生活习惯，便于从躯体、精神、社会适应性等各方面进行观察和干预，连续性的服务使得健康管理师能够充分利用每一次接触机会进行健康教育和咨询，使患者充分了解慢性病的危害、影响因素以及预防的方法等，改善不良行为生活方式，提高自我保健能力，降低慢性病的发病和死亡。

在慢性病临床管理中，社区卫生服务是居民接触医疗系统，获得任何一项服务的第一站，能够长期提供以人为中心的临床管理服务，并能横向（如与其他部门）和纵向（卫生系统内）两个方面，协调满足患者各种其他服务需求。我国上海、北京地区以及山东省的农村地区的经验表明，将慢性病防治的重心转移至基层（社区）是可行的，且效果显著。

（二）社区慢性病管理发展现状

社区慢性病管理，就是在政府的大力支持下，以社区为单位，社区内影响人们健康的发病率较高的慢性病种为目标，采取有计划的、全面的、持续的指导干预，从而降低慢性病的致伤、致残、致死率，提高治愈率，减少并发症的一种健康管理方法。

从 20 世纪 90 年代中期，北京、上海、深圳等城市开始探索社区卫生服务工作，1997年发布的《中共中央　国务院关于卫生改革与发展的决定》中明确提出了"改革城市卫生服务体系，积极开展社区卫生服务，逐步形成功能合理、方便群众的卫生服务网络。基层卫生机构要以社区、家庭为服务对象，开展疾病预防，常见病与多发病的诊治，医疗与伤残康复，健康教育，计划生育技术服务和妇女儿童与老年人和残疾人保健等工作"。这是我国社区卫生服务开始创建的重要标志，表明社区卫生服务已成为中国卫生系统的一个重要组成部分。

2009 年 4 月 6 日发布的《中共中央　国务院关于深化医药卫生体制改革的意见》是我国社区卫生服务发展又一个重要里程碑，提出"完善以社区卫生服务为基础的新型城市医疗卫生服务体系"的具体要求是要加快建设以社区卫生服务中心为主体的城市社区卫生服务网络，完善服务功能，以维护社区居民健康为中心，提供疾病预防控制等公共卫生服务、一般常见病及多发病的初级诊疗服务、慢性病管理和康复服务。转变社区卫生服务模式，不断提高服务水平，坚持主动服务、上门服务，逐步承担起居民健康"守门人"的职责，要建立城市医院与社区卫生服务机构的分工协作机制，转变基层医疗卫生机构运行机制和服务模式，逐步建立分级诊疗和双向转诊制度，为群众提供便捷、低成本的基本医疗卫生服务。

自 2003 年以来，卫生部、民政部、国家中医药管理局开展了创建全国社区卫生服务示范区活动，2005 年 8 月命名了第一批 46 个，2006 年 2 月命名第二批 62 个，总计 108 个全国社区卫生服务示范区。目前，31 个省（直辖市、自治区）全部开展了试点工作；全国 95% 的地级以上城市、86% 的市辖区和一批县级市开展了社区卫生服务。已有社区卫生服务中心 3400 多个、社区卫生服务站 1.2 万个，初步形成了一支从事社区卫生服务的医疗卫生队伍。建立覆盖城乡居民的基本医疗卫生制度，为群众提供安全、有效、方便、价廉的医疗卫生服务。

1. 社区慢性病管理的进展

（1）网络化管理，信息化支撑

慢性病管理实现信息化是社区卫生服务改革的必由之路。2009 年医疗改革方案中提出的建设覆盖全国居民的电子健康档案，无疑向慢性病信息化管理迈出了至关重要的一步。通过建立电子档案，可以掌握本社区慢性病的基本情况，实现对居民健康的精细化管理，进行全区慢性病普查，建立社区卫生服务信息平台，开发居民健康卡软件，实现慢性病患者健康信息的采集，服务全流程的信息化，保证了慢性病管理工作的系统化、精细化和连续性，实现了全过程管理。

（2）社区诊断

每 3 ~ 5 年开展一次，通过社区门诊、体检、家庭随访、建立家庭病床所积累的资料建立的健康档案。开展义诊、健康咨询和健康教育等活动的现场可以调查并掌握辖区居民总体健康状况、主要健康问题及影响健康的主要危险因素。针对居民主要健康问题及危险因素，制定和协助实施社区健康促进计划。根据具体情况，开展有的放矢的工作。

（3）以预防为先导的全人群健康照顾策略

对社区全部人群进行健康教育与健康促进活动，具体可通过咨询、讲座等提供宣传材料，观看电视、网络等媒体健康类节目、板报、橱窗等有组织的传播方式，开展预防保健知识、心理健康知识宣传，指导居民纠正不利于身心健康的生活方式和行为。结合主题宣传日，开展有关宣传活动。让广大的社区居民对健康知识有所了解，并在了解的基础上相信科学，从而对健康更加关注，做到有病抓紧治，无病提前防，进而改变不科学的生活方式和生活习惯。

（4）慢性病高危人群策略

主要针对有高血压、糖尿病等高危因素的人群，可定期开展慢性病的知识讲座，提倡健康的生活方式。针对慢性病的危险因素进行生活方式指导，定期监测血压、血糖等情况，有任何疑问或不适可咨询或就诊。

（5）患病人群策略

可给予已患某种慢性病的人群有目的的讲解慢性病的概念，慢性病非药物治疗、终身治疗的重要性，正确认识药物的疗效和副作用，还要与其多沟通，消除慢性病患者的心理障碍，解除患者思想包袱，鼓励其战胜疾病。通过给病患建立健康档案，定期测量血压、血糖，个性化的治疗，以提高慢性病患者治疗的依从性，坚持服药和就医，提高控制率，减少并发症的发生。对于不方便就诊的慢性病患者建立家庭病床，由社区医生定期上门进行疾病的监测。给予疾病知识的教育以及对家庭其他成员的教育，实施疾病的自我管理策略。

2. 社区慢性病管理存在问题

（1）政府投入不足

中国人口众多，经济发展相对落后，政府对卫生领域的投入严重不足，卫生总费用占GDP 的比例在全世界的排名靠后，尤其在社区卫生服务中心的建设上投入严重不足，基本医疗设施、药品、全科医生、护理人员以及公共卫生人员的缺乏尤为明显。因而由于社区卫生服务中心的软硬件方面与二、三级医院相差甚远，患者在就医选择上更加倾向于后者，因而不利于社区慢性病管理工作的开展。

（2）社会及个人对慢性病管理认识不够

随着我国人口的老龄化趋势及慢性疾病的高发，慢性疾病的管理就显得越来越重要。而目前我国社会及个人对疾病的预防、康复等医疗卫生项目重视尚显不足，对慢性疾病的认识欠缺。很多高血压、糖尿病及冠心病等慢性疾病的患者，也包括一些高级知识分子，因为对疾病的认识不够或怕长期吃药等而拒绝治疗。加上目前居民对于社区卫生服务中心认识不足，许多居民仍然将其当作是药品市场，认为医疗人员水平不高，医疗设备较差，对其全科医生的信任度不高，导致慢病患者的依从率低下，其持续性的健康管理效率自然很低。

（3）社区慢性病管理实施中存在不足

社区卫生服务机构目前开展的慢性病管理工作偏重数量发展，忽视质量提高。针对高血压、糖尿病和脑卒中这 3 种常见慢性病，社区在疾病管理的数量上呈现出逐年增加的趋势，且年平均增长速度达到 40% 以上。其次，社区卫生服务中心对于慢性病患者的覆盖面不足，对于辖区内的患者不能做到 100% 全覆盖；且目前社区慢病管理主要是针对高血压、糖尿病等几种常见疾病，对于其他类型慢性病的管理不够。再者，社区卫生服务中心开展的慢病管理形式内容过于单一化，不能真正有效地进行慢病干预，效果不佳，效率低下。

（4）社区医务人员专业性不足

社区卫生服务中心的医护人员素质及技术水平较低，缺乏全科医生参与。应培养更多的护士，拓展护士在慢性病管理方面的作用。同时，缺少专业的康复师、心理咨询师、健康管理师深入到慢性病管理第一线，对个体进行慢病危险因素的筛查，尚不能够提供高质量的综合服务。

（三）近期我国社区慢性病管理的重点工作

基于慢性病的发病规律和风险因素，综合防控慢性病必须立足于社区慢性病管理，把

"关口"前移,即尽量防止人群中慢性病的发生,而不仅是发病以后的治疗,从健康管理的角度防控慢性病。我国政府的"十二五规划"(2011—2015)指出,把基本医疗卫生制度作为公共产品向全民提供,优先满足群众基本医疗卫生需求。社区慢性病防治的重点是要积极做好全人群的慢性病预防工作。结合我国目前情况,近期可通过以下几方面入手,来有效加强社区慢性病管理。

1. 增加政府投入,完善社区慢性病管理经费机制

"十二五"规划提出,按照保基本、强基层、建机制的要求,增加财政投入,深化医药卫生体制改革,调动医务人员积极性,优先满足群众基本医疗卫生需求。慢性病防治是一项社会性非常强的工作,它需要政府出台一系列政策予以支持。政府、部门要充分认识慢性病的高发病性和高危害性,完善慢性病防治体系,制定长效防治计划,切实履行好对预防保健工作的职责。政府应将慢性病防治工作纳入对社区的考核范围,加大对社区卫生服务中心慢性病防控人员和资金的投入,用购买服务的方式提供公共服务,通过购买服务,引导社区卫生服务中心发展慢性病管理职能。建立多渠道筹资模式、促使社会医疗保险、私人健康保险和社会捐助以及医疗救助资金向社区卫生服务倾斜,只有实现了政府支付为主,医疗保险为辅,社会救助参与,个人适当分担的筹资机制,社区卫生服务才能持续发挥重要作用。

2. 重视社区慢性病的综合防治工作

社区慢性病管理应将居民的健康教育与病人管理作为突破口,重点抓效果评价,重视标本兼治,有条不紊地开展危险因素干预以及社区慢性病的防治工作,将慢性病的综合管理与防治切实地纳入到基本医疗服务中去。在社区慢性病管理的实际工作中,需要针对全人群坚持不懈地实施减少吸烟、不健康饮食、缺乏体育运动和酗酒等生活方式和行为危险因素的干预措施。此外,必须对规范用药和改变不良生活方式坚持"两手抓,两手都要硬"的原则,规范、合理,有效使用药物是保证血压、血糖平稳的关键,改变不良生活方式是保证药物持续有效性的前提,"饮食处方"、"运动处方"是控制高血压、糖尿病等慢性病发病率和减少并发症的有效方法,改变不良生活方式还可减少用药剂量,减少药物的副作用,降低医疗成本。应根据不同的居民群体、不同的疾病来制定出具有较好操作性的社区健康指南,广泛推广适宜的诊疗及保健技术。健康教育在社区慢性病综合防控中具有同样重要的意义。通过健康教育可以加强居民对慢性病的认知度,提高患者的依从性,减少或延长并发症的发生。针对不同的对象人群,建立相适宜的日常管理路径。如为能方便使用电话的人群设立热线电话;为习惯使用互联网的人群提供电子邮箱,有条件的可建立网页、设专栏;对防范意识薄弱、文化层次较低、家庭困难的人群,通过随访方式开展面对面的防治管理工作。通过针对社区慢性病实行综合防治对策,逐步从根本上提高社区居民从治病转变为防病的自我保健意识。

3. 全科医生为主体的社区慢性病管理团队的培养

相对于辖区人口和慢性病患者人数，社区卫生服务机构人员普遍缺乏是目前慢性病管理中最为严重的问题之一。尤其是全科医生缺乏，与发达国家相比，差距巨大。澳大利亚平均每800人就有1名全科医生负责慢性病的诊断和管理。而我国基层很大一部分社区卫生服务中心，缺乏通过正规培训的全科医生。社区卫生服务机构人员主要由临床专科医师（少量全科医生）、公共卫生医生和社区护士组成，除全科医生外，其他人员并不完全具备全科医疗知识，专业倾向于预防指导和健康教育。因此，缺乏专业的慢性病管理培训，其思想还停留在简单的诊断、治疗上，对于慢性病管理往往缺乏深入的认识，不能积极主动地针对慢性病提供个体化、差异化、特色化的服务以满足社区群众需求。国家"十二五规划"中提出，加强以全科医生为重点的基层医疗卫生队伍建设，完善鼓励全科医生长期在基层服务政策，每万人口全科医师数达到2人。因此，近期要继续加大全科医生培训力度，求数量的同时也要加强对已获得证书的全科医生进行继续教育和资格再认定考核，促使其持续提高技术水平。继续医学教育能有效地提高社区医生的能力。目前相关研究显示，以社区医生有目标的行为改变而进行的继续医学教育可以有效地改善疾病的预后。

社区慢性病管理采取团队合作的工作方式，团队以全科医生为核心，有社区护士、公卫医生、心理医生等配合，一起为服务对象提供立体网络式健康照顾。同时也应重视社区其他卫生人才的培养，建立教学医院、区中心医院、区疾病控制中心、社区卫生服务中心不同层次、级别的培训基地。对中医、公卫、护理及管理人员开展有针对性的短期专题培训，旨在更新知识，巩固基本技能，提高全科医生团队的综合素质，促进基层医学服务模式实现"四个转变"：即服务对象从患者个体向基层群体转变；服务内容从单纯的医疗服务向预防为主、防治结合的综合服务转变；服务过程从断续的医院服务向连续的健康管理服务转变；服务方式从被动等待病人上门向主动走进社区、农村、家庭转变。

4. 实现社区居民及慢性病患者的自我管理

慢性病患者的自我管理目前在美国、德国和其他经合组织国家被广泛运用到慢性病的管理中。国际经验证明通过患者自我管理可以改善治疗和健康效果等。通过研究自我管理方法和制定有效激励措施，就能鼓励慢性病患者和服务提供方参与合适的"疾病管理计划"。激励措施通常包括：基于风险结构的补偿、降低或免除参与计划的患者自付费用等。德国最近的一项调查表明：通过4年的跟踪调查，参与"疾病管理计划"患者群体在死亡率、药物和医疗服务成本等方面均远远低于其他未参与计划但享有相关医疗保险服务的患者群体。在开展社区慢性病防治的过程中，要有目的、有计划地激发居民参与慢性病管理的意识，调动积极性，提高自身管理的能力。帮助居民学会预防疾病以及得了慢性病如何自我保健的方法，教会自身病情自我监测的方法，自我掌握病情的动态，及时与社区全科医生联系，有问题及时调整治疗方案。在全科医生的指导下，调控包括饮食，体育锻炼在内的生活行为，形成全科医生监控管理与患者自我管理相结合的综合管理模式。

5. 实施社区慢性病的全程动态管理

对慢性病进行全程动态管理，就是对慢性病的持续性管理。它能及时反映和分析慢性病患者疾病的动态变化，有利于对慢性病患者疾病控制、降低或延缓并发症的发生、提高生存质量，有助于分析评价慢性病管理效果。在慢性病的持续性管理中，全科医生要对慢性病患者的病情变化、治疗效果等有全面的、动态的了解，社区卫生服务机构应主动协调与上级医院的双向转诊关系，"加快推行分级诊疗、双向转诊制度，形成各类城市医院和基层医疗机构分工协作格局"，明确转诊条件、转诊程序，使之具有可操作性，加强双向转诊信息沟通，使慢性病患者得到积极、充分和有效的治疗。实现慢性病管理信息化是社区连续性慢性病管理及提高慢性病管理水平的必然要求。近期需加强社区卫生服务信息化建设。社区卫生服务要建立慢性病管理信息系统，通过建立居民电子健康档案和开发居民健康卡软件，达到"70%以上的城乡居民建立电子健康档案"，实现慢性病患者健康信息采集，服务全流程的信息化，保证慢性病管理工作的系统化、精细化和连续性，使慢性病患者社区享受方便有效服务。同时，对慢性病危险因素实施有效干预、科学监测和预测，提高整体人群的健康水平。

参 考 文 献

［1］世界银行报告. 创建健康和谐生活，遏制中国慢病流行，2011.

［2］世界卫生组织. 预防慢性病—— 一项重要的投资，2006.

［3］中国卫生部等 15 部门. 中国慢性病防治工作规划（2012—2015 年）.

［4］中国卫生部疾病预防控制局. 中国慢性病报告，2006.

［5］吴多文，范华，肖晓艳. 国内慢性病的现状、流行趋势及其应对策略［J］. 中国临床康复，2005（9）：126-128.

［6］董昀球，王萱萱，康琦，等. 慢性病管理研究综述［J］. 国外医学卫生经济分册，2012（29）：59-64.

［7］F. B. Hu, Y. Liu and W. C. Willett. Preventing chronic diseases by promoting healthy diet and lifestyle: public policy implications for China. Obes Rev，2011（7）：552-559.

［8］Zhi-Yin Yang, Zhen Yang, Lifang Zhu, Chengxuan Qiu. Human Behaviors Determine Health: Strategic Thoughts on the Prevention of Chronic Non-communicable Diseases in China. Int.J. Behav. Med. 2011（18）：295-301.

［9］WANG Hong-guo, CHEN Hong-jing, QIAN Jun-cheng, RAO Ke-qin. Prevalent trend and the torresponding strategy of chronic diseases in China. Chinese Journal of Health Education，2011（27）：390-392.

［10］杨功焕，孔灵芝，赵文华，等. 中国慢性病的挑战与应对［J］. 21 世纪中国与全球健康，2006：28-38.

［11］黄砚萍，董建群. 慢性病患者自我管理的政策发展［J］. 中国慢性病预防与控制，2012（20）：222-225.

［12］王爽. 慢性病管理与循证医学［J］.Chinese Journal of Practical Internal Medicine，2012（32）：250-253.

［13］凌小媛，韩一平. 我国社区慢性病管理进展［J］. 中华全科医学. 2012（10）：1607-1609.

［14］潘雪凤，刘宇婷. 社区卫生服务中全科团队的构建［J］. Chinese General Practice，2009（12）：1240-1242.

［15］冯镇湘. 全科医师参与慢性病防治的做法和优势［J］. Chinese General Practice, 2001（4）: 710–713.

［16］杨金侠, 马青连. 我国社区慢性病综合防控战略框架构建［J］. Chinese Health Economics, 2011（30）: 50–58.

［17］Colette Browning, Shane Thomas, 杨辉, 等. 社区慢性病管理新模式的基本原理和设计——快乐生活俱乐部项目成果报告［J］. Chinese General Practice. 2011（14）: 1–5.

［18］梁颖, 鲍勇. 基于区域医疗联合体的慢性病健康管理［J］. Chinese Journal of General Practice, 2012（10）: 1309–1311.

［19］张勘, 董伟. 社区卫生建设的新阶段: 全科医生必需承担起社区健康管理使命［J］. 中国卫生政策研究, 2010（3）: 23–27.

［20］陈旭波, 梁兴伦, 陈缵坤, 等. 实施健康管理, 提高全科医学教学与管理水平［J］. Chinese Journal of Current Hospital Administration, 2011（9）: 74–79.

［21］任慧, 傅华. 在系统论指导下的慢性病综合管理模式［J］. 上海医药, 2012（33）: 3–7.

［22］于萍, 孙爱国, 刘新荣. 国内外慢性非传染性疾病健康管理［J］. China Medical Herald, 2012（9）: 5–7.

撰稿人: 于晓松

全科医学信息化发展研究

一、引言

中共中央政治局常委、国务院副总理、国务院深化医药卫生体制改革领导小组组长李克强主持召开 2012 年国务院深化医药卫生体制改革领导小组全体会议上强调，要深入贯彻落实党中央、国务院的决策部署，坚持保基本、强基层、建机制，统筹谋划，攻坚克难，把医改向纵深推进。在中国新医改的关键时刻、在我国医药卫生事业和群众健康事业发展的重要关头，2011 年 7 月，国务院正式颁布文件在中国推行全科医生制度，将全科医生制度提到国家战略的高度。这是具有历史性和革命性的事件，是新医改保基本、强基层、建机制的最有力体现，它将对我国医师队伍的结构和医疗服务模式产生巨大的影响。

2009 年 6 月，发布了《中共中央 国务院关于深化医药卫生体制改革的意见》。新医改方案的主体框架是四大体系加八项机制的"四梁八柱"，其中医疗卫生信息化是最重要的"八柱"之一，在方案中是作为保障医药卫生体系有效规范运转的基础性工作提出的。国家卫生部、财政部、人口和计划生育委员会也在《关于促进基本公共卫生服务逐步均等化的意见》中把加强以健康档案为基础的信息系统建设，提供公共卫生服务工作效率和管理能力作为主要任务明确指出。新医改方案明确要求以推进公共卫生、医疗、医保、药品、财务监管信息化建设为着力点，加快信息标准化和公共服务信息平台建设，逐步建立统一高效、资源整合、互联互通、信息共享、透明公开、使用便捷、实时监管的医药卫生信息系统。

在新医改方案实施进程中，社区卫生服务面临着重大机遇和挑战，如何做好社区卫生服务，关系到医药卫生体制改革的成败。在社区卫生服务过程中，采用信息化手段整合社区卫生服务资源，促进社区卫生服务模式和管理模式创新，已经成为开启社区居民基本公共卫生服务的健康密码。

信息化建设是新医改方案的"八柱"之一、是医药卫生体系有效规范运转、基本公共卫生服务项目有效实施的保障、促进基本公共卫生服务逐步均等化的保障措施、也是保证人民健康的网底工程，需要特别引起相关学者和卫生管理人员的重视。

二、国际全科医学信息化发展的先进经验

全科医学服务体系信息化建设不仅仅是传统意义上的计算机网络建设，而是更注重利用计算机和网络技术来提升基层卫生服务管理水平、卫生服务效率，方便和快捷地服务于人民群众。世界各国医疗卫生建设中，信息和信息系统发挥着至关重要的作用。应该说，公共健康信息系统建设是世界各国，尤其是发达国家实现疾病控制、预防保健和健康促进等各项工作现代化的最关键和最具有影响力的要素。全科健康信息学在国际上受到广泛重视，美国国家工程院将其列为 21 世纪最具挑战的 14 个重大科学领域之一。世界预防医学会根据实际经验得出"基于 IT 平台的健康管理以及健康危机管理技术与相关服务的诞生是人类健康史上一次成功的创新，"它将过去传统的被动预防医学模式改进为积极的主动预防医学模式，将为全人类的健康维护性消费带来一场意义巨大的革命。

（一）世界各国全科医学信息化发展情况

近几十年以来，英、美、加拿大、澳大利亚等一些国家先后开展了国家级及地方级的区域卫生信息化建设，希望推动以电子医疗数据共享为核心的区域性卫生信息网络建设，以提升整体医疗服务质量、提高医疗服务可及性、降低医疗费用、减少医疗风险。

1. 澳大利亚

澳大利亚在国家层面成立了（Nationale Health Technology Architecture，NHTA）来制定卫生信息化领域的政策法规和标准。南澳大利亚州政府通过在主要医院建立以患者为中心的企业级临床信息系统，向医护人员提供患者病史信息访问，改变南澳大利亚医疗服务系统的信息保存、传递和访问手段，乃至传统的医疗服务模式。该卫生信息共享项目覆盖了省会城市阿德莱德（Adelaide）的八家主要公立医院和社区全科诊疗机构。

澳大利亚幅员广阔，各地区发展极不均衡，边远社区和乡村众多，其全科医疗体系中卫生信息学建设对我国有着很好的借鉴作用。澳大利亚皇家全科医师医学院（Royal Australian College of General Practitioners，RACGP）对卫生信息学的定义是正确和创新应用信息学概念和技术促进健康服务和健康水平。RACGP 认为随着卫生信息学的不断进展，其概念应当进化为"电子健康（eHealth）"，主要包涵 2 部分内容：①卫生信息学（收集、分析、分享健康信息和数据，为诊疗活动提供支撑）；②远程健康，例如直接的视频诊疗和间接的网络健康信息提供等。eHealth 实际上应当包含产品、系统、服务、健康管理部门和专业人士使用的工具，以及为社区人群和患者提供的个性化健康档案，eHealth 的范围从桌面延伸到病床旁和人群，需要复杂的信息管理和集成。

目前绝大部分澳大利亚全科医师和机构已经使用计算机来进行管理和临床诊疗，电子

邮件和因特网通信比较普遍。越来越多的澳大利亚全科医师认识、参与并从信息技术进步中获得优势，并使其通过学习最新指南、获得决策支持等跟上医学发展。有效地应用患者准确的电子病历数据能帮助全科医师更好地理解患者的现状，提供更好的服务，从而提高收益。可以说，电子病历的引进极大地改变了澳大利亚全科诊疗体系，也改变了传统的医患关系。从全球化的角度来说，eHealth 也被认为在保证诊疗效率和临床数据质量方面越来越重要，尤其是老龄化社会中更加明显。

2. 马来西亚

马来西亚通过实施多媒体超级走廊计划使电子保健得以顺利进行。该国卫生部和多媒体超级走廊计划对电子保健的定义是整合资讯科技、医药与保健科技、通讯科技以及人性化界面科技，传达保健知识，提倡健康的重要性。马来西亚的电子保健计划主要包括大众个人化咨询服务、长年医学教育、终身保健计划等内容。

大众个人化咨询服务。通过互联网、多媒体科技和大众传播来传递高素质的保健内容与知识，以便大众可以更准确地掌握本身的健康状况。有关内容是由卫生部、国内外教授与专家提供。

长年医学教育。医疗人员应持续进修，提高自身的医药知识与技术。这项计划提供远距离医药课程、网上专业社区等，让医疗人员在钻研知识的同时也相互交流与分享意见。这项计划与大众个人化咨询服务同期推出，目前只公开给卫生部及政府医院员工。

终身保健计划。整合所有医疗中心的系统，以传递电子病历，并为患者提供个人化保健资料。同时，也搜集重要医学数据供未来做数据统计及分析报告，以及资源规划。

3. 其他国家和地区

针对全民健康，各国政府正在积极地部署相关的系统，英国投资 180 亿美元建立了国民医疗保健服务系统（NHS）的数字健康平台。欧盟 FP5（1998—2002）、FP6（2002—2006）、FP7（2007—2013）分别启动了一系列相关项目，着重研究健康信息服务技术。

美国政府提出通过将医疗保健记录电脑化来避免危险的医疗过失，降低成本，并改善看护水平。奥巴马政府拨款 1590 亿美元用于美国国民医疗系统建设，其中全民健康信息系统近 200 亿美元，主要用来建设基于全科诊所的全科医生工作站系统；日本和韩国分别于 2004 年和 2006 年推出下一步国家信息化战略，促进信息化健康技术发展。

中国台湾启动国民健康信息建设计划（National Health Informatics Project, NHIP），主要包括台湾卫生保健 IC 卡项目。该卡是一种能运行 Java 程序的智能卡，包含四种信息——个人信息、医疗保险信息、医疗服务信息以及公共卫生管理信息。到 2003 年 9 月，台湾地区的 2250 万人口中的 95% 都拥有该卡，70% 的医院和诊所都接受该卡。

中国香港医院管理局（HA）的卫生信息化项目。香港医院管理局的临床管理系统自 1995 年开始建设，主要内容包括将临床工作站的挂号登记输入进行整合、建立电子病历、建立临床报告和分析数据库、建立临床决策支持系统以及诊断结果档案。eSARS 系统是香港医院管理局在 2003 年对抗 SARS 疾病时建立的。该系统将香港医院管理局的 CMS 系统同香港警署的重大事件调查及灾难支持工作系统（MIIDSS）相连接，用以追踪 SARS 患者的亲属和密切接触者，该系统大规模的应用了 Internet 网络来协助管理公众卫生问题。

新加坡 iN2015 的 10 年总体规划。该规划的目标是将个人健康档案提供给公共卫生部门以便更好地对之进行健康管理，建立信息交流系统以便高质量的整合卫生保健信息；建立临床决策支持系统来提供即时临床信息，建立有益的规章制度来易化生物医学和公共医疗卫生服务研究的数据收集和共享。

各国的计划将使个人获得更多的医疗保健控制权，许多医疗专家认为这一趋势是不可避免的，患者将最终成为他们自己的资料和健康的管家。互联网已经使人们在医疗方面采取更积极主动的措施。去年，在从互联网上查找医疗信息的人群中，有 58% 的人与医生讨论他们查找的资料。患者从互联网上打印许多资料已经成为一种普遍现象。未来，通过信息技术的应用，医生将成为知识导航员，医疗将成为医生和病人之间协作程度更高的行为。

（二）全科医学信息化新理论和新方法

近些年来，随着全科医学的不断发展，国外发达国家的诸多医疗人员以及信息技术学者通过不断的努力，在全科医学信息系统的建立和发展方面取得了巨大的进步，主要体现在全科医学信息化新理论和新方法的提出。通过研究和总结，当前具有代表性的理论和方法主要是以下四条。

1. 建立健全的以患者为中心的电子健康档案

健康档案的建立，有利于实现健康档案与临床信息一体化的目标。全科医学信息化建设的基础任务是建立患者健康档案，记载患者个人健康状况的发展和接受各项救治服务的综合情况，对患者的医疗保健以及疗后护理实现全面掌握。全科医生在向人们提供全科医学服务时，只要通过健康档案就可以了解到患者本人及其家庭的健康背景资料，从而提出更加优质、更加综合、更加连续的医疗保健服务。

2. 全面应用计算机网络技术和移动互联网技术

随着人口老龄化的加剧，世界范围内老龄化人数也在持续上涨，老年人开始占据全科医学市场的主导地位，因为老年人群属于慢性病多发群体，疾病持续时间较为持久。通过计算机技术，人们可以随时随地和相关专家建立联系，进行答疑解惑，有效地避免了现今看病就医不便问题。

3. 实现医疗信息的共享

传统的医疗信息的管理过程中，常常由于诊治医生之间的数据交换出现问题，导致治疗的延误或误诊，对患者的治疗造成不利影响。通过全科医学信息化网络可以有效地避免以上情况的发生。该网络集中存贮患者的健康资料和诊疗数据，各个医师之间可以通过网络进行互相传递和交换，充分实现患者数据的共享。当一位医师对于患者无法记忆有效的相关治疗时，可以通过网络，将患者的信息资料传递给其他医师，实现各医师之间的交流，然后通过整合多位医师的治疗方案和意见，从而对患者进行更加准确的诊断和治疗。同样，对于患者而言亦是如此，当寻求一位医师的治疗无果或者无法得到更加有效的治疗，通过网络，患者将自己的资料信息公布，同样可以寻求其他医师的医疗帮助和建议。

4. 新型信息技术在全科医学服务中的广泛应用

以云计算、物联网、移动互联网、社交技术等新型移动信息技术在全科医学服务体系中得到了全面应用。以数字移动技术为核心的新信息技术体系在医疗保健体制中的广泛应用将成为人类健康史上一次成功的创新，它将过去传统的被动医学模式改进为积极的主动医学模式，将为全人类的健康维护性消费带来一场意义巨大的革命。

而"大数据"（Big Data）和非关系型数据库（NoSQL）的应用充分拓宽了电子健康档案（EHR）的使用效果。个人电子健康档案是伴随其一生甚至更长的时间，而医疗数据本身就具有复杂性，既包含医嘱、处方、检验结果等结构化数据，又包含自由文本、图像甚至图形、视频等非结构化数据，并且不同的医疗文件的大小差异相当大，小到1KB左右（如门诊就诊记录），大到上百兆字节（如B超，CT等影像资料）。这些都决定了医疗数据的海量性，据测算，医疗影像和电子病历的数据量每24个月就会增长一倍。大数据除了像海量数据一样包括结构化和半结构化数据以外，还包括非结构化数据和交互数据。大数据意味着包括交易和交互数据集在内的所有数据集，其规模或复杂程度超出了常用技术，按照合理的成本和时限捕捉、管理及处理这些数据集的能力。

随着电子健康档案"大数据"技术的应用和共享，如何存储、分析、挖掘、处理这些快速增长的海量数据将成为医疗卫生信息化面临的严峻挑战。大数据时代，传统的关系型数据库已不能满足人们对于高并发读写、高吞吐率的海量数据存取及高可扩展性的要求。这种情况下，出现了非关系型数据库（NotOnlySQL，NoSQL）。NoSQL数据库打破了传统关系数据的事务一致性及范式约束，放弃了关系数据库强大的SQL查询语言，采用 <Key, Value> 格式存储数据，保证系统能提供海量数据存储的同时具备优良查询性能。

三、我国全科医学信息化发展和研究

（一）全科医学信息系统

全科医学信息化即全科医疗服务的数字化、网络化、信息化，是指通过计算机科学和现代网络通信技术及数据库技术，为各医疗机构之间以及医疗所属各部门之间，全科医生团队之间提供病人信息和管理信息的收集、存储、处理、提取和数据交换，并满足所有授权用户的功能需求。根据国际统一的全科医学信息化水平划分，全科医学信息化的建设分为：区域全科医疗信息系统（含公共卫生信息化）、全科医学临床信息系统和居民健康信息系统。

全科医学信息系统是面向大众，开展全方位各科医学工作的信息交流平台。全科医学信息系统是以个人、家庭为单位，以患者治疗档案作为主导，在患者的生命周期之内，通过信息系统进行不断的采集和运用患者健康数据，实现全科医学诊疗工作的针对性有效性和及时性的提高，可以说，全科医学信息系统是促进人们健康诊疗、减少医疗费用的重要技术手段。

全科医学信息系统最基本的特征主要包括以下几个方面：

1）医疗设备的数字化。也就是说，在患者的诊疗过程中，患者各项数据的采集、处理、存储以及传输等过程均是通过计算机技术实现的，计算机软件主导医疗设备的工作，对计算机进行操作即可实现采集信息的存储、处理和传输。

2）医疗设备的网络化。全科医学信息系统可以实现大医院与全科诊所之间患者电子健康档案资料的传输。而在远程医疗方面，可以实现远程培训、远程会诊、远程求助等多项举措，从而实现医疗设施和资源的共享。

3）全科医疗业务的信息化。管理者可以通过医疗系统医疗业务工作情况进行全面和及时地掌握，保证全科诊所的最佳运行状态。同时，全科医学信息系统还可以随时为患者进行各种所需医疗信息的服务。

4）医疗服务的个性化。全科医疗服务实现个性化，可以通过网络对诊疗进行预约，减少患者对于诊断结果的等候时间，同时，通过网络还能实现各种健康监测慢病监测信息直接传送到全科医生，更加有利于全科医生对患者进行及时、准确地诊疗。利用互联网和有线电视等信息交流设备，还能实现私人医疗保健服务和公众医疗咨询服务的便利提供，将随时提醒患者进行身体检查、预测某种疾病的发生和发展。向患者推荐新的治疗方法，使其享受更加全面的专人化的医疗保健服务。

目前，国内的大部分全科医学信息系统是根据传统的医院管理信息系统进行改进而得到的，偏重于全科医学中财物的支出和纳入，在一定程度上偏离了全科医学信息系统建立的宗旨。完善发达的全科医疗体系结合先进的卫生信息学技术和理论，能够极大地提高社区乃至整个国民健康水平，改善医疗可及性和诊疗效率，避免资源浪费。通过借鉴发达国家的医疗制度、教育体系、信息学进展，可以为实现和推进我国的医药卫生体制改革目标、建立全国卫生信息化体系提供宝贵的经验。

1. 全科医学信息系统在全科医学教育培训体系中的应用

如何满足人民群众对卫生服务与健康保障的多方面需求，是当今进行医疗改革中最迫切的也是最主要的矛盾。为了解决该矛盾，主要应从两个方面入手：①医疗水平和医疗质量的提高；②强化人们对于疾病的预防意识。而医疗水平和医疗质量的提高主要取决于基层全科医生队伍水平的提高和强化，建立健全的全科医学信息系统，是提高全科医生培训效果最重要的手段之一，也是政府对于全科医学体系的重要职责之一。以云培训为主要手段的全科医生培训体系是最适合也是最有效率的全科医生水平提高手段，更是最符合全科医生服务形式的新型手段。

就基层全科医生队伍医疗水平的提高方面来看，全科医学信息系统建立后，患者的资料实现共享，在全科医学的教育培训过程中，被培训的医师可以通过网络对于一位患者进行全面了解。同时，利用网络技术，对于患者进行虚拟诊疗，然后在计算机上得到治疗后的结果，通过和培训指导老师的结果对比，被培训的医师对自己的诊断方案和治疗过程进行有效的改进，充分体现医生培训过程的医教合一，提升培训效果。从这个意义上来讲，全科医学信息系统适应市场需求，能够实现资源的优化配置，增强培训效果，加快全科医生培养进程。

2. 全科医学信息系统在社区卫生服务中的应用

社区卫生服务系统平台是社区卫生服务信息化的核心内容和主要表现形式。从社区卫生服务中心（站）的工作人员到国家卫生部门都已认识到社区卫生服务需要信息技术的支持，并且有许多社区已经开始实施适合国内实情的社区卫生服务管理信息系统（CHSIS），总结起来主要有如下几个特点。

1）CHSIS 同 HIS 系统的不同。认识到 CHSIS 有别于传统的医院管理信息系统（HIS），CHSIS 的开发开始关注社区卫生服务"六位一体"的功能，CHSIS 注重的焦点是人，模块结构应较紧凑，代表性的设计思路可归纳为"个人健康为中心、家庭为单位、社区为范围、需求为导向"四条信息链，协调丰富的社区卫生服务资源，适应主动性的社区卫生服务模式，系统具有子模块紧密配合，业务功能明晰的特点。同时，不同系统的结构模型和所实现的功能又各有特点，各有侧重。

2）将居民个人、家庭及社区健康档案作为管理社区卫生服务管理信息最基本的内容。大多数城市和 IT 厂家选择了全科、家庭医生最常用的以问题为导向的医学记录（POMR）方式以及 ICPC2，但也有相当多的城市选择来源为导向的医学记录（SOMR）系统及 ICD9。

3）应用层次范围逐步扩大。社区卫生服务体系中的组织单元，包括中心卫生局、社区医院（包括乡镇卫生院、社区妇女儿童保健所、社区防疫站）、社区卫生服务站等既是信息系统内不可缺少的数据来源，其日常运作又要依赖于 CHSIS 的数据提供及分析。

在多年的实践中，我们的社区卫生服务信息系统主要应用于以下几个方面。

（1）基本医疗服务

目前的社区卫生信息系统包括 HIS、LIS、RIS、CHSS（健康档案）、医疗质量控制、医保管理等。主要用于：①实现基本功能。信息化优化流程使传统的"四次排队、三次付费"变为总服务台"一站式"服务；②社区卫生诊断；③预测需求以及降低医疗成本；④双向转诊；⑤预约门诊。依靠信息化优化流程后的门诊预约工作，居民可针对自己签约的家庭医生进行信息化预约门诊服务，缩短了患者就诊等候时间，引导患者有序就诊，也提高了患者就医的依从性。

慢性病管理（高血压、糖尿病）、儿保计划免疫、传染病管理、伤害、眼防等。此类管理依托于电子健康档案实现，电子健康档案是社区卫生服务中心开展社区卫生服务的有效服务手段和模式，是社区卫生信息系统的核心，健康档案中提供了社区内全人群不同时期的基本健康数据，保证了社区卫生服务医疗、预防、保健、康复、计划生育、健康教育六位一体功能的实现。功能上分为家庭核心信息管理、医疗信息管理和专项信息管理三大部分；可以概括为"1+NX+Y"模型，其中 1 为核心信息，Y 为医疗信息，NX 为高血压、糖尿病、传染病等专项信息。电子健康档案管理模块有三个基本功能：健康档案建立、健康档案的新增和变更、健康档案的查询和修改。

（二）电子健康档案的应用

电子健康档案是社区卫生服务中心开展社区卫生服务的有效服务手段和模式，是社区卫生信息系统的核心，健康档案中提供了社区内全人群不同时期的基本健康数据，保证了社区卫生服务医疗、预防、保健、康复、计划生育、健康教育六位一体功能的实现。

电子健康档案是一种与现代医学模式相适应，涵盖个人、家庭、社区等不同层面的系统化记录文件。健康档案在内容上体现了以个人为中心、家庭为单位、社区为基础的基本原则，连续而全面地记录和反映健康状况及其变化。健康档案为社区医生提供了完整、系统的居民健康状况数据，是社区卫生掌握居民健康状况、进行社区诊断的主要依据，也是进行社区卫生管理的重要前提。

此前电子健康档案的数据标准不统一，无法共享，社区居民更是对自身健康档案的内容一无所知，形成了"信息孤岛"。信息标准是信息化建设的基础工作和信息交换与共享的基本前提，建立适合我国实际情况的社区信息分类与标准，不但可以解决社区卫生服务信息系统中的关键问题，为突破其他环节创造条件，而且能够推动卫生信息标准化进程，促进整个卫生信息系统的发展。

2009 年 5 月 15 日卫生部发出通知，为贯彻落实《中共中央　国务院关于深化医药卫生体制改革的意见》（中发［2009］6 号）和《国务院关于印发医药卫生体制改革近期重点实施方案（2009—2011 年）的通知》（国发［2009］12 号）精神，推进居民健康档案标准化和规范化建设工作，由中华人民共和国卫生部卫生信息标准专业委员会提出、中华人民共和国卫生部归口管理、中华人民共和国卫生部统计信息中心、上海市疾病预防控制中心、中国疾病预防控制中心妇幼保健中心、中国社区卫生协会、天津市医学信息研究所、深圳市医学信息中心、中国人民解放军第四军医大学卫生信息研究所等单位部门起草的我国居民《健康档案基本架构与数据标准（试行）》正式推出。

现在的电子健康档案采用了国家卫生部颁布的数据元标准，内容上包括了从婴儿到老年保健的全程信息，与现有的其他健康信息相比具有内容更完整、信息更规范的特点，采用模块式组合，由家庭档案和个人档案组成管理单元，而个人档案部分又由核心部分和专项部分构成。核心档案部分主要包括人口学资料、健康状况、简单的物理学指标、主要危险因素和社会适应以及对现有卫生资源的利用。专项部分主要为适应老年人、妇女、儿童、残疾人或者专病等各种重点人群和疾病人群管理需要而设计。

上海市长宁区在电子健康档案的规范化建设上做出了大胆的尝试和创新。实现了活档管理主动化、健康信息即时化和共享化，并且充分为管理部门提供即时、详尽可供分析的数据，为社区卫生服务的绩效考核提供客观真实的数据，为居民与医疗卫生机构提供了互动的平台。

活档管理主动化。居民的健康信息在居民每一次体检、门诊、健康咨询或住院中收集完善。每一个居民无论是在社区医院还是在区域内的二、三级医院就诊，所有的就诊信息，都将被归纳在统一的动态健康档案中。从而实现区域内居民健康信息的整合、跨平台的数据调用，打破了传统上孤立的、静态的健康档案管理模式，形成了一体化的、动态的电子健康信息仓库。实现了社区居民电子健康档案网上在线查阅、咨询、交流互动，有效促进了健康档案的完整性、规范性、及时性、连续性、可用性。促进了健康档案及时补充更新，使居民健康档案由"死档"真正变成了"活档"，实现了居民健康档案的及时、连续和动态化管理。

健康信息即时化和共享化。健康信息的浏览和查询可以在任何需要的地方体现，授权使用者可以非常方便地将社区有关人群的健康信息及与健康信息相关的信息调出来，能够把个人的疾病历程进行串联，使家庭医生能够根据病程，做出准确快速的诊断。区域内各医疗卫生机构可以就近从联入区域信息平台的任意一台终端上获取全区居民健康档案，共享居民检查和治疗等信息，从而为合理检查和合理开药提供了信息支撑。

为管理部门提供即时、详尽、可供分析的数据。建立以电子病历为基础，以ICD10诊断编码管理的疾病电子监测网络，通过对重大疾病和急性传染病的主要诊断指标的动态监测和智能分析，为卫生管理部门及时提供疾病预警和疾病发展趋势的视图，对区域在运行系统内的，包括全民诊疗、预防保健、公共卫生等各方面的卫生信息数据进行有效跟踪，及时关注，避免了管理上的被动。还可以作为突发公共卫生事件应急系统的组成部分，为突发卫生事件（如传染病的暴发流行、生物恐怖活动等）提供快速、准确的情报和即时评价工具，以便制定和启动预案应对潜在的公共卫生事件为突发卫生事件。同时，对制定医疗保障政策等决策行为提供了数据参考，使科学决策成为可能。

社区预防保健科通过查询、分析本区域内人群的健康或疾病状况，诊断确定本社区的主要卫生问题和危险因素，为制定社区卫生规划、实施有效管理、进行科学评价提供依据。妇幼保健院则可以便捷地对人群进行监测和管理，全面提高了妇幼保健行政管理业务的效率。疾病控制中心实时获取各医院、社区卫生服务中心的疾病个案信息，实现了传染病、慢性病、精神病等疾病的实时监控和预警报告，智能分析了人群疫情状况；实时的疾病预防控制信息发布服务。药监部门通过信息系统可获得有关药品使用数量与疗效的关联性数据，通过实时监测降低了药物不良反应事件发生的概率，避免了假药流通，更可为大众提供用药分析服务。社会医疗保险部门通过对医院HIS系统的相关数据进行审核监督、实现社保基金的合理使用。区域卫生信息平台从民政系统和计生委系统获取女性人群的相关信息，将划定年龄段的已婚女性作为孕产妇保健预备管理对象。还可从民政系统获取残疾人群信息，建立残障专项健康档案、提供残疾康复管理。

为社区卫生服务的绩效考核提供客观真实的数据。立足于提高社区卫生服务的工作效率和管理手段社区卫生、绩效考核系统，为了实现以政策为导向，以信息化技术为依托，建立科学合理的绩效考核评价体系的目标，使得社区卫生服务人员可以充分发挥积极性和主观能动性，更好地为社区居民提供优质医疗卫生服务。社区卫生服务过程中理想的绩效考核应该包括健康质量、效率与投入和社会满意度三方面。而社会满意度很重要，它包括接受服务者的满意程度、健康改善程度和服务提供者的劳动价值、经济满意度和工作环境等成本效益程度。对于庞大的绩效考核体系，只有借助信息化这一技术手段才能实现。

（三）信息化慢病防治的应用

随着社区卫生服务的深入开展，群众健康需求日益增加，社区卫生服务机构需要对以往的工作效果进行评价、需要确定当前社区卫生服务的工作重点和方向、需要有针对性地开展工作、需要为群众提供优质的个性化服务。这些都是急需解决的问题。计算机信息处理技术正是解决这些问题的有效手段。建立有效的信息管理系统可提高社区卫生的服务质量，提升社区卫生的管理水平，对加速构建社区卫生服务体系，实现社区卫生事业管理现代化具有重要意义。

根据国家《高血压社区综合防治方案》《糖尿病社区综合防治方案》《中国高血压防治指南（2005年修订版）》《中国糖尿病防治指南》《高血压防治基层实用规范》的要求，要社区对高血压、糖尿病等慢性病病人要实施规范化管理，社区根据高血压患者的血压、危险因素和相关病变等进行危险分层，根据危险分层进行分级管理。同样根据糖尿病患者病情和意愿，进行分类管理。根据恶性肿瘤患者病情进行卡氏评分后确定管理频次。管理内容涉及血压、血糖及相关指标的定期监测，规则、合理而有效地使用药物，健康教育和自我管理的指导等，因此，管理要求高，信息量大，慢病防治尤其是慢病管理对计算机信息处理技术有较强的依赖性，在病人危险性分层、管理分级或分类、管理提示和管理效果评估等方面有着手工操作不可替代的优势。只有社区卫生服务加上管理软件的使用，才能体现真正意义上的管理。慢病防治信息化管理在社区慢病防治和慢病管理中是非常必要的，也是可实现的。

目前在社区慢病管理信息化建设中有两种倾向，一是单独开发慢病管理软件，二是将慢病管理整合在整个社区全科医疗卫生服务管理信息系统，研究认为将健康档案和慢性病管理软件二者作为重要组成部分融合在整个社区全科医疗卫生服务管理信息系统是比较合适的选择。由于慢病管理涉及预防、保健、基础诊疗、健康教育等多个全科医疗部分，在社区对慢性病病人实施综合化服务，这些服务及管理信息具有涉及面广、内容繁杂、动态变化大的特点，只有通过全科医疗系统的综合应用，才能使社区医生深入了解、掌握患者的健康状况及相关资料，为制订合理治疗方案、预防保健措施提供依据，亦为管理部门对社区工作的评估提供必要的工具和手段。以江苏省无锡市的慢性病信息管理系统为例，完整的社区全科医疗卫生服务管理信息系统有操作平台和信息平台两大部分通过局域网络组成，系统还与社保系统、计免金卡系统和妇幼保健系统信息成功对接。而慢病管理是社区全科医疗卫生服务管理信息系统的重要组成部分，按照慢病管理规范。

慢病管理信息化建设应当注意以下两点。首先要与慢病管理规范相配套。在慢病管理信息化建设中，应当坚持信息化为管理服务、规范在先的原则，在慢病管理信息化建设中以"规范"为基础，使社区医生能按规范使用软件，在软件使用中体现"规范"的要求和流程，软件和"规范"相互配套，相得益彰。其次，要具有较强的查询、提示、统计功能。慢病管理信息系统具有较强的查询、提示、统计功能，软件的应用将传统繁琐的人工管理模式转化为计算机人工智能管理模式，使医务工作者的工作效率、工作质量均得到提高，大大降低运行成本，节约人力资源。

（四）全科医疗信息化诊疗系统的应用

现代信息技术与基本医疗服务结合，将为构建支撑基层医疗的全科医学体系提供最先进的技术支持和服务保障。全科医学信息技术平台的普遍建立，将为我国基层医疗的循证决策与持续质量改善提供最有力的工具，为实现全民健康的目标打下坚实的基础。

中国科学院在基于 MEMS 的检验技术、自主专用医疗服务操作系统、自主高性能中间件以及医疗器械与信息化集成技术方面进行了战略技术布局，在中华医学会全科医学分会的支持下，自主研发了专用操作系统 COS、专用数据库引擎和高性能中间件，为医疗服务行业提供专用、安全的基础平台。同时，中科院和相关医疗机构联合研制开发了"多功能健康检查床"、"村卫生专用设备"、"便携式出诊仪"、"基于医疗专用操作系统 COS 的便携式全科医生工作站"等一系列产品，极大推动我国基层医疗机构常规检验手段的普及，提升其医疗服务能力。这些技术的突破和产品的推出问世，将逐步改变目前我国基层医疗服务模式，进而推动当前医疗服务向均衡化发展。

当前，急性病治疗是医疗卫生经济的基础，它的效能主要取决于医生个人的专业技术。在信息技术的帮助下，能够通过仔细分析临床数据和大量不同患者的病历，为急性病治疗制定标准化的方法，从而以此作为医疗服务最普遍的起点。高质量医疗信息的可用性能够为不严重的急性病的治疗提供支持，例如，在患者的家中通过使用远程医疗设备或者在零售商店中通过低成本、高质量和便利的医疗设施，就可以治疗链球菌咽喉炎和窦炎。通过信息技术的引入可以为社区医生、基层医生提供更好的技术支持和保证。

信息化平台为双向转诊制度的建立提供了基础和技术支撑，为构建新型的医疗服务体系打下了良好的基础。社区信息共享体系的普遍应用将人们带入了高效的社区信息化时代，人们的基本医疗信息均以电子信息形式在医院和社区之间共享和传输，在此情况下"双向转诊制度"得以施行。这种创新使得双向转诊制度逐渐程序化、规范化，使患者享受优质便捷的医疗服务，也为社区全科医疗卫生服务的发展开辟了更好的方向。如广州市第一人民医院和下属的社区卫生服务机构建立了"双向转诊制度"，通过这种管理制度来破解卫生资源配置不合理、卫生费用上涨过快、"看病难、看病贵"等一系列的难题。在国外也有类似先进的"Medicity Novo"网格信息系统，它是一个安全、智能网络分配和交换的临床信息。网格的力量出现在整个医疗卫生信息交流社区、电子连接医院、辅助服务提供商、医生和行政人员中，可以给患者提供最新和最准确的信息。从根本上说，双向转诊制度的建立标志着居民的健康已进入到高效社区信息化时代。

（五）信息化在居民互动中的应用

在强化人们对于疾病的预防意识方面，社区全科医疗卫生信息化建设提供了居民与医疗卫生机构间的互动平台，不仅可以实现患者诊疗的共享，同时还能实现疾病资料的共享，使得患者自身对于疾病进行有效的预防，增强居民的健康观念和疾病防范意识。

上海长宁区就积极探索通过信息化建设建立与患者之间的互动平台。长宁区建立了公众网络平台"医健通"，居民可以通过网络平台，以身份证号码或社保卡号为唯一的路径，随时查阅自己的健康档案信息，了解健康状况和就诊情况，也可找到相关专家进行远程健康咨询。这种将健康信息取之与民，用之于民的健康档案互动管理模式不仅让社区居民通过平台访问自己的健康信息，还能获得健康提醒、在线医疗、检索国外医学资料、与专家交流、网上会诊、互动健康教育等服务，通过短信及跨平台 APP 应用，进行各类预约操作和就医提醒。

医健通为社区居民提供了近在咫尺的个性化、智能化的健康服务，通过使用医保卡或者身份证登录长宁医健通服务门户，可以随时随地全面查看自己的信息，进行网上预约，搜索医疗健康知识等。

四、全科医学信息化发展趋势及展望

（一）全科医学信息化发展的问题和挑战

随着我国医药卫生体制改革的不断深化，全科医学、社区卫生中的信息化建设显得尤为重要，对其需求也日益强烈。《我国卫生信息化发展规划纲要（2003—2010）》指出了我国卫生信息化发展的现状和目标。近几年，我国的社区卫生服务信息化建设取得了显著的进展，但也存在着许多问题与不足。

1. 国内各地区发展的不平衡性

近几年，社区全科医疗卫生服务信息化建设进入了快速发展时期，在国家的主导作用下能够做到全国范围内的统筹规划，地方政府也能积极地参与进来，许多省、市的公共卫生信息系统相继建立起来。但是，我国地域辽阔，地区之间经济发展水平有较大差异，各地区卫生信息化经费的投入也存在较大差异。因此，导致了地区间全科医疗卫生信息化发展水平的不均衡性。未来的医院信息化道路如何选择，是选择集中制，还是市场化；是选择区域化，还是广泛化，都需要各相关部门共同商榷和研讨。

伴随全国医疗卫生体制改革的实施，社区全科医疗卫生服务信息化也走到了一个重要关口，如何解决社区全科医疗卫生服务信息化发展不平衡等重点突出问题，需要各方面力量的同时发挥和有机结合。

解决这一问题的关键不仅是投资的多少，变革管理同样是不容忽视的关键。目前，我国全科医学信息化的普及推广和发展提高都需要加强宏观指导。政府、企业和学术界等相关人士通力合作，方能推动我国社区全科医疗卫生服务信息化建设不断走向成熟。应充分利用现有的专业组织力量，鼓励国际机构的参与及合作；在软件选择方面，应当设立软件认证机构，以促进整合、减少风险和增强透明度。同时应适当吸取其他国家在发展全科医疗信息化过程当中的经验教训，在愿景和战略上制定具有可操作性的信息系统，避免"信息孤岛"，加强国际合作，鼓励国际化厂商进入新领域，以建立战略伙伴关系。

2. 实用性、灵活性有待增强

现有的 CHSIS 在实用性、针对性、可扩展性和灵活性等方面都存在很多问题，仅仅依靠改进系统设计并不能从根本上解决这些问题，当前国内缺乏统一的全科医学信息技术标准是其根本原因所在。

同时，各个系统间的资源共享也难以实现。由于没有统一于国家信息框架的社区全科医疗卫生服务信息技术标准，社区全科医疗卫生服务信息系统间及与医院信息系统、公共卫生系统之间的信息资源共享根本无法实现，在双向转诊系统和公共卫生系统中的利用几乎是一片空白。

因为以上弊病，当前绝大多数社区卫生服务管理信息系统呈现为零碎的、孤立的、间断的和部分的信息孤岛，不但为社区卫生工作造成不便和资源浪费，也无法满足采集社区全科医疗卫生服务信息的要求，缺乏对预防、保健、康复、健康教育、计划生育技术信息的深入整体规划，从而降低了社区全科医疗卫生服务的功能。

3. 全科医学信息化缺乏统一标准

全科医学信息化缺乏统一标准，难以共享，各省、市不同程度地出现了局域信息"孤岛"现象。目前，除了国家统一建设的疾病预防控制信息系统外，各地区使用的均为自行开发的卫生信息系统，各自独立。加之开发的标准没有做到统一化，信息整合能力不强，所以，系统之间无法做到及时有效地信息交换，"孤岛"现象仍然普遍存在。

建立和完善以电子病历为核心的社区全科医疗卫生服务信息系统，是实现有效信息交换的重要措施。推进电子病历工作，搭建医疗服务信息化、精细化管理平台，进一步与临床路径管理工作相结合，有助于医院提高医疗质量，保障医疗安全。推进电子病历工作，有利于提高医务人员工作效率，减轻工作负担，促进医疗资源合理使用。另外，建立以电子病历为核心的社区全科医疗卫生服务信息系统，更有利于实现区域医疗信息共享，提高医疗资源利用率，减轻患者费用负担。目前，区域卫生信息化是我国医疗卫生信息化探索的方向，区域医疗信息化的建设以需求为牵引、以信息技术为手段来带动某一区域医疗服务模式的改变，以达到医疗资源的共享和有效利用。

4. 信息系统建设的专业要求较高

目前，卫生部门信息系统的开发和建设一般是由专业的计算机公司实施和规划。但是，专业的系统开发人员普遍缺乏医疗卫生知识，而医务工作者由于一系列原因又不能有效地参与到系统的开发与建设中来。因此，开发设计出来的软件往往只能在一定程度上解决问题，对于使用后发现的一系列问题并不能有效地解决。这就要求，使用软件的医务人员在信息系统开发的同时就积极主动地参与进来，与软件开发人员一起将卫生信息系统开发的更加完善、专业和实用。

5. 全科医学信息人才缺乏

卫生信息人才的缺乏一直是制约卫生信息服务水平的瓶颈，全科医学信息人才尤其缺乏。目前我国的情况是卫生信息队伍素质整体不高，既懂医学专业知识又懂计算机技术的复合型人才严重缺乏。而且现有体制下，人才流失现象比较严重。

针对这一现象，①加强教育系统对全科医学卫生信息人才的培养，比如定向为基层医疗机构培养卫生信息人才。②岗位培训，多给基层卫生信息人员提供培训机会，使他们成为合格的全科医疗卫生信息人才。③加强大医院对基层的支持，鼓励大医院对口支援县级医院，鼓励大医院的全科医疗卫生信息人才到基层服务，支持和开展远程会诊。由地方卫生行政管理部门牵头，横向整合医疗服务，统一建立社区卫生服务体系或医院集团。同时，大型医院与周边多家基层社区卫生服务机构纵向深入协作，实现双向转诊和医疗信息共享。④制定吸引卫生信息人才到基层服务的相关优惠政策。

（二）全科医学信息化发展前景和战略

全科医学信息化发展在实际工作中具有重大的意义，它为国民得到便利、高质量和连续的基础医疗保健服务提供了坚强的技术后盾。深化医疗卫生体制改革对进一步发展有中国特色的、以全人群为主要对象的全科医学服务体系提出了更高的要求。建立和利用卫生信息学是全科医学发展过程中必经之路，也是国民健康素质腾飞的阶梯。加快全科医学信息化建设是覆盖卫生现代化建设全局的战略举措，是深化医药卫生体制改革和促进卫生事业发展的迫切需要，也是提高卫生行政部门社会监管能力、公共服务水平和行政效能的迫切要求。在充分认识区域卫生信息化建设难度的前提下，应科学规划和实施，保证政府投資，积极引入市场机制，保证项目持续发展，创新组织模式和变革管理过程，加快基层医疗机构信息化建设，支持区域卫生信息，尽快建立区域卫生信息化相关标准和规范。

1. 全科医学信息化建设的发展战略规划

全科医学信息系统具有良好的发展前景，但是要实现全科医学信息系统的良好发展，必须拥有一套完整的发展战略。

（1）规划是重点

全科医学信息化建设重点是科学规划。要做到规划先行、切合实际、注重实用和分步实施。财政的投入不可能一步到位，建设过程中还可能出现各种问题，需要统筹规划，科学完善，逐步实施完成。

（2）规范是难点

全科医学信息化建设的难点是科学开展卫生信息化的规范建设。一方面需要规范管理体制和运行机制，实施有效管理，明确职能，具体实施；另一方面由于缺乏规范标准，没有更多的区域卫生信息化成功经验可以借鉴。我们只能结合区域卫生系统的具体实际，统筹规划，统一标准，统一分步实施来实现规范的建设。一定程度上杜绝了各自为政，重复建设。

（3）标准是亮点

全科医学信息化建设缺乏统一的标准，我们要按照"有标贯标，无标制标"的要求和原则，自行确定规范统一的建设标准，"统一规范，统一代码，统一接口，统一流程，统一制度"，包括建卡须知、办卡流程、计算机管理制度、网络管理与维护等都统一制作标识标牌，积极打造标准化服务，同时突出服务群众、方便群众和提高效率。

（4）便利是立足点

无论是信息化建设、标准化建设，还是规范化建设，最终目的就是提高服务能力，实现城乡卫生事业均衡发展，让城乡群众同享优质、高效、方便和实惠的基本医疗服务和公共卫生服务。网络互通、信息共享和群众便利，大力提升公共卫生与医疗服务能力是卫生信息化建设的根本立足点。

2. 全科医学信息化建设的政策建议

（1）逐步实现全科医学信息化建设的全面化

可以平衡各城市全科医学信息化建设状况的差异，缩小差距，逐步实现平均化。因此，政府对各级城市社区信息化建设的投入和关注要有所区别，更多的扶持经济发展相对落后地区。

要根据各区域的具体情况，开展特色的全科医学信息化服务。政府在制定全科医学服务信息化方案时，应根据实际情况开展特色的卫生服务，切勿千篇一律，这样才可满足多层次医疗需求，实现全科医学服务效果的最大化。

加大对全科医学信息化建设相关知识的宣传。对全科医学信息化建设的大力宣传可进一步提高人们对全科医学信息化建设的认识，意识到全科医学信息化建设对居民健康的必要性，高效地利用信息化技术给人们创造健康的效益。

加大全科医学信息化的政府主导作用。政府要重视全科医学服务的各项工作，积极地协调社区与各部门之间的关系，重视落实、明确各部门职责，各部门之间应对全科医学信息化建设给予大力支持和帮助，使全科医学信息化建设朝着更快的方向发展。

（2）加强和完善信息网络基础

加强数据中心与平台建设，大力构建国家—省市—区县的三级信息化平台。分别是在县、区级平台建设个案数据与管理中心，完善健康档案、电子病历摘要；在省、市级平台建设综合管理平台，进行个案索引、系统整合、服务于管理决策和社会需求，实现区域内信息共享；搭建国家级平台，建设综合管理平台、信息资源库、多主题数据库，服务于国家卫生管理决策，为健康评价、绩效考核、行业监管、政策制定提供依据。

同时整合各种医疗保险信息系统，完善公共卫生信息系统（妇幼保健），社区与医院临床信息系统，药品器械供应保障信息系统，卫生监督信息系统以及医药卫生管理信息系统。充分利用迅速发展的云技术，移动互联网技术，物联网技术以及数字医疗技术等，尤其是综合应用的移动医疗和移动健康技术，来构建全科医学信息系统。

（3）全科医学信息化管理人才的培养

信息技术的竞争事实上是掌握信息技术人才之间的竞争。随着信息技术在全科医学卫生事业中的应用，各种集医疗、信息化管理于一身的综合性人才成为了我们急需的资源。面对人才匮乏的状况，我们一方面应该加大教育的投入，进行直接培养；另一方面，我们可以从大医院引进信息管理人员。同时，也应当注重全科医学服务队伍的信息化培训。全科医学信息工作人员要经过严格的理论考试和实际操作，要熟悉、掌握信息数据的管理和信息处理的流程，将网络信息技术与业务管理有机结合起来，以便于真正实现全科医学服务的信息化。

参 考 文 献

［1］张愈，顾湲. 发挥全科医学分会在全科医生制度建设中的作用［J］. 中华全科医师杂志，2011，10（11）：769-771.
［2］方榕，耿俊强. 移动健康 造福大众 改变未来.
［3］Darrell West. How Mobile Devicesare Transforming Healthcare［R］. Mobile Economy Project. 2012.
［4］NEHI. 医疗IT在慢病治疗中的11项应用［Z］. 中国数字医疗网.
［5］Ronald Ling，肖强. 中国移动医疗：创建一个制胜的商业模式［R］. 普华永道研究报告，2012.
［6］Christensen，RichardBohmer，JohnKenagy. 不破不立：破坏性创新能否拯救医疗体系［Z］. 中国数字医疗网（http：//www.hc3i.cn/art/201212/22483.htm）.
［7］姚志洪. 医疗卫生信息化十大视点［J］. 中国卫生信息管理，2012，9（3）：11-17.
［8］谢华成，范黎林. 云环境下海量非结构化信息存储技术探究［J］. 制造业自动化，2012，34（8）：28-30，67.

［9］ 薛青. 智慧医疗：物联网在医疗卫生领域的应用［J］. 信息化建设，2010（5）：56-58.

［10］ 刘颖慧，郑建立，谢秀秀，等. HL7引擎设计及实现方案［J］. 微计算机信息（测控自动化），2010，26（11-1）：185-187.

［11］ 刘士军. 潍坊市社区诊疗业务系统的设计与实现［D］. 济南：山东大学软件工程系，2010.

［12］ 沈伟珍，桂英，方志伟，等. 社区卫生信息化建设对工作效果的影响［J］. 中华医院管理杂志，2010，26（11）：817-819.

［13］ 陆莉英，陈佳玥，张雪芹. 颛桥社区托幼机构卫生信息化建设的实践与思考［J］. 上海医药，2012，33（4）：50-51.

［14］ 李昌海. 计划免疫网络信息系统的设计与实现［D］. 广州：中山大学软件工程系，2009.

［15］ 杨洁敏. 医院与社区双向转诊监控体系的信息化研究［D］. 武汉：华中科技大学，2010.

［16］ 张丽娟. 我国社区卫生服务信息化的现状与对策［J］. 科技情报开发与经济，2008，18（36）：52-53.

［17］ 耿玉如. 防止因医患沟通不当而引发医疗纠纷［J］. 中华医院管理，2002，18（4）：226.

［18］ 陈汝雪，赵强元，王光磊，等. 住院患者知情告知现状分析［J］. 中国病案，2010，11（8）：49-50.

［19］ 薛小铭，宋雯. 加强对服务性医疗纠纷的防范［J］. 中华医院管理，2003，19（4）：244- 245.

［20］ 孙青，霍雪华，张爱晶. 人性化服务应注重细节管理［J］. 中国病案，2009，10（11）：9-10.

［21］ 王余丽，王丽男，李晓莉. 护患沟通的现实思考［J］. 中国医院管理，2009，29（9）：61.

［22］ 王声勇. 死因分析与评价方法的进展［J］. 中华流行病学杂志，1996，4：239-241.

［23］ 周宝林，王天爵. 减寿分析方法［J］. 中国卫生统计，1994，11（4）：58-61.

［24］ 杨坚波. 无锡市1996—2000年伤害死因状况和潜在寿命损失分析［J］. 疾病控制杂志，2003，7（4）：309-311.

［25］ 余录根. 江苏省溧水县疾病监测点居民1990—2000年恶性肿瘤死亡情况［J］. 疾病控制杂志，2005，9（2）：184-185.

撰稿人：耿俊强　张开金

ABSTRACTS IN ENGLISH

Comprehensive Report

Development Report of Discipline of General Practice

General Practice is a specialty within clinical medicine, based on family and community medicine, and integrating knowledge and skills from clinical medicine, preventive medicine, rehabilitation medicine and the humanities. Its scope covers people of all ages and ethnicities, and encompasses all organ systems and types of diseases. General Practice emphasizes patient–centeredness, families as whole systems, is community–based, health maintenance and promotion directed, long–term, comprehensive, and responsible care which integrates individual and population health care together. With the deepening of health reform in our country, family practice and the general practitioner system will be essential to improving quality, accessibility, and affordability of primary health care, and finally realize universal coverage of primary health care.

1. The past and present of General Practice

After the reform and opening–up, General Practice and the national health system approach of western developed countries was introduced into China. Capital Medical University took the lead in founding a general practitioner training center in 1989. The General Practice Chapter of the Chinese Medical Association was founded in 1993. Since then, Capital Medical University, formerly Zhejiang Medical University, and other medical schools successively began to set up diverse programs of General Practice such as Bachelor degree and junior college programs. In 1997, the national health reforms and development regulation clearly directed "speeding up the development of General Practice and general practitioner training", and supporting policies were formulated one after the other as a result. The regulation "Suggestions on development of General Practice education" was released in 2000 by Ministry of Health, which established General Practice as a sub–speciality in clinical medicine, with postgraduate medical education as the core of General Practice education. In the regulation "The State Council's instructions on building up general practitioner system" in 2011, the objectives of the general practitioner system were described as: there will be qualified general practitioners in each urban community and rural township hospitals until 2012; then build a standardized "5 plus 3" general practitioner training mode, which combine 5 years of undergraduate education in clinical medicine (including traditional Chinese medicine) plus 3 years of standardized general practitioner training. Through these efforts, the primary health care system would be built, featuring 2 to 3 qualified general practitioners provide primary health service as gatekeeper for every 10,000 residents.

General Practice is the essential constituent part of the modern health service system. It is a clinical specialty which provides primary, continuous and comprehensive medical services to individuals, families and communities using the knowledge and skills of clinical medicine, preventive medicine, rehabilitation medicine and the humanities.

Today, 128 colleges and universities have undergraduate clinical medicine programs and 63 colleges and universities offer General Practice courses. The colleges and universities having doctor programs of clinical medicine such as Fudan University, Zhejiang University, and Chongqing Medical University, all set up General Practice Master and Doctor programs gradually. Standardized "5 plus 3" general practitioner training mode was clarified in the regulation "The State Council's instructions on building up general practitioner system" in 2011, and the Ministry of Education further emphasized the importance of postgraduate medical education for General Practice education and general practitioner training. On-the-job training and job-transfer training for general practitioners all over the country improve primary health care technology and quality of primary care.

Family practice divisions were set in general hospital experimentally to improve its academic level, accessibility of education resources and general practitioners' practical experiences; also the family practice divisions in general hospital were encouraged to collaborate with community health service centers.

Application of information technology in General Practice can increase the efficiency of medical and public health service, and provide more convenient and effective primary health care for people. It is one of the key elements and requirements of information technology in health.

2. International comparison of General Practice

Medical education is considered as elite education both at home and abroad. Long term medical undergraduate education, postgraduate education and continuous education are needed for either medical specialist or general practitioner.

In European and North American countries, the aim of undergraduate medical education is to prepare necessary knowledge and technology for resident and specialized training after graduation, or to become "quasi doctor". Most medical colleges set up General Practice courses lasting 4 to

10 weeks, with the aim to introduce not only knowledge and technology of community medicine, but also integration of the clinical thinking model, to help medical students know something about General Practice during undergraduate study. There are diverse medical student education programs in our country such as junior college, undergraduate and graduate programs, usually fewer courses in General Practice and fewer class hours, and more knowledge education than practice training. The medical education is large scale and short term; however students can not work very easily after graduation because they don' t have a broad knowledge preparation.

Most developed countries have physician specialization systems, which require medical students to attend specialized training and pass examination after graduation until they obtain the qualification for independent practice. Three–year general practitioner specialization training in our country has just begun to be implemented.

In European and North American countries, general practitioners who obtain the qualification for medical practice require further continuous medical education. After passing the examination and assessment organized by country–level adminstration, they obtain registration and qualification for practice again. However, continuous medical education programs in our country are less authoritative and attractive, and those programs in General Practice focus more on knowledge education than skills training. Therefore, general practitioners have low enthusiasm to participate in continuous medical education.

In countries like the United Kingdom and Australia, general practitioners work as "gatekeepers" in the national health system. More than 90% of health problems were solved by skillful general practitioners by providing preventive and primary care. At present, family practice in our country is still in its early stage. The primary care system of family practice has not been built. The general practitioners' role as "gatekeeper" of a national health system is not reflected in health care insurance.

3. Future of the discipline of Family Practice

The priorities of national health reform include building up basic health insurance for urban employees and development of a community health services system, which is relevant to the development of General Practice and general practitioner training. The development of an appropriate primary health care system is an urgent need for maintaining and improving people's health and reducing health burden of the country.

Building up the general practitioner system will depend on the health insurance system, gatekeeper strategy, two–way referral system, and information technology resources. The primary care (first visit) system will be realized step by step through enhancing service capability, reducing charging rate, increasing reimbursement ratio, and community health service covered by basic health insurance for urban employees. Regional medical demand could be well met in appropriate health settings through reasonable allocation of health resources.

A prerequisite for building up a top-ranking discipline of General Practice is the training of qualified general practitioners. Only a full-time and well-educated trainer team can teach students systematic knowledge and appropriate technology tailored for family and community.

General Practice education should focus on training: ① The humanization of family practice, and long-term, mutual trust and close cooperation between general practitioners and patients. ② General practitioners practice complying with principles of evidence-based medicine. ③ General practitioners keeping up with new medical knowledge and appropriate technology in a timely manner so as to provide better care to patients.

The regulation "The State Council's instructions on building up general practitioner system" stated clearly that general practitioner training should be standardized. "5 plus 3" will be the main mode of general practitioner education in our country. Continuous education going through the whole career life needs to be established. The capability of using information technology is also very important and necessary for general practitioners.

Problems in General Practice which need future study include: research design in community health service; research on performance assessment of community health service; research on quality control and patient safety of community health service; research on suitable and systematic General Practice education, and so on.

Written by Fang Lizheng, Li Lu, Zhou Yafu

Reports on Special Topics

Research on Development of General Practice Education and Training

The concept of general practice was formally introduced to China in the 1980s, and has been developed very quickly in nearly twenty years. Since that time ,the general practice educators were engaged in education and training, also have obtained certain experience and achievements. This report introduces the development and current status of general practice education and training in China , presenting the problems and challenges, making a comparison with western countries as well. The purpose of this report is to give recommendations and suggestions for further development of general practice education and training in China.

The general practice education developed quickly and many excellent teachers have been trained during the past twenty years. It consists of four portions: the education system construction, exploration of new teaching theories and methods, research of the curriculum and training of trainers. The general practice education system has been gradually formed in recent years which comprises the framework of undergraduate education, postgraduate education, job training and continuing education. Now the general practice education system is one of the important topics of national health service reform. The general practice educators also carried on the reform in teaching methods. New teaching methods including problem–based learning (PBL) ,role playing method and case–based learning (CBL) have been used and generalized in general practice education. In addition to teaching methods, assessment and evaluation methods such as OSCE, Mini–Cex and DOPS were used in training of general practice in recent years. Although we have made great progress in general practice education, the standards of selecting、 training and supporting trainers are still not established. The educators in Beijing and Shanghai tried to explore the selecting standards of general practitioners trainers in past few years, and preliminarily established indicator system to evaluate capacities of general practitioners trainers. In addition, they will set up the access standards of general practitioners trainers in a few years.

In the field of general practice training, great development has been made since 2000. The general practice training in our country mainly includes standardized training programme and job training for general practitioners. Standardized training is the core of general practice postgraduate education system, and it is also the main way to improve the quality of general pratitioners. The training mode of general practitioners in China is the "5 + 3" mode, "5" refers to the first five years of medical undergraduate education, "3" means 3 years of standardized training for general practice. In 2000, Shanghai was first to carry out standardized training of general practitioners, since then the training mode was generalized all over the country. Now standardized training has been the main mode of general practice education and training after graduation.

China has made great development in general practice education and training in recent 20 years, but still lags behind the western countries such as USA, Australia and Britain. The most important problems that affected the development of general practice still are lack of policy support and qualified trainers shortage etc. We should make our effect to renovate conception, strengthen the construction of trainers ,enhance the discipline construction to push the general practice forward.

Written by Zhu Shanzhu, Li Guodong, Jiang Sunfang,
Zhang Huanzhen, Zheng Jiaqiang, Pan Zhigang

Research on Policy of General Practice

Through literature review, this study analyzed and summed up the policies of General Practice home and abroad. The purpose of this study is to give some suggestions for the further development of General Practice in China.

The development of General Practice in China has undergone 3 stages: the introducing stage from the 1980s to 1996, the early development stage from 1997 to 2008, and the new development stage since 2009. In 2010, licensed (assistant) General Practitioners accounted for 5.4% of the total number of licensed (assistant) doctors. By 2009, 45.5% of medical universities in China had the course of General Practice. And in 2011, there were 5 universities offering the program of Master of General Medicine. The training on General Practitioners has been conducted in many provinces in China, and more and more centers for training General Practitioners are being set up.

The main problems in the development of General Practice in China are listed as follows: 1. Support from the government is not sufficient. 2. There is a shortage of high-quality professionals in the field of General Medicine. 3. The medical care service of General Practice is still of low-level. 4. The system and mechanism of education for General Practitioners is not perfect. 5. There is a low-degree trust among the people to General Practice or General Practitioners. 6. Discipline construction work needs more attention and the teaching staff of General Practice is not strong enough.

General Practice has developed quite well in developed countries. The education of General Practice abroad usually includes three stages: high medical education, standardized training on general medical services, and continuing medical education, establishing a very standard training system of General Practitioners. General Practitioners usually play the role of family doctors to provide basic health care for residents in the community, and in most developed countries, general practitioners are also the gate-keepers of health service delivery. In general, the remuneration of Peneral Practitioners is far above the social average wage in developed countries and some incentive policies are usually adopted to encourage General Practitioners to work in the rural and remote areas.

Based on the above analysis and discussion, four suggestions were put forward to promote the development of General Practice in China: ① The leadership and support from the government should be strengthened, and relevant policies should be improved. ② Multilateral involvement from different stakeholders should be realized so as to enhance the healthy development of General Medicine. ③ Mechanism on evaluation and system of incentive should be improved to arouse doctors' enthusiasm to work better. ④ Quality control and management on general medical services should be stressed to obtain trust and support on the part of the people. Concrete measures were also elaborated in this paper.

Written by Zhou Yafu, Li Lu, Fang Lizheng

Research on the Development of Urban Community Health Service

The report discusses the urban community health service (CHS) in our country from the perspective of background and history, present status, challenges and obstacles, as well as strategy of urban CHS. It is a specialized report on the development of general practice, and is divided into three chapters. The first chapter analyzes the background of CHS and the five stages the urban CHS has gone through from the early stage till now. The second chapter characterizes the present situation of urban CHS in seven aspects, including the network construction, talent team construction, operation, service providing, service pattern, system construction and preliminary achievements. Nowadays, a developed CHS system has been established in our country, and undertakes the "dual function" of basic medical service and public health service. Using the concept of general practice and focusing on community health, CHS provides medical services for common diseases and frequent-occurring diseases by using essential medication and appropriate technologies. Meanwhile, CHS undertakes the function of essential public health service. Funded by the government, CHS provides 10 categories including 41 free health services to the targeted patients, which gradually improved the satisfaction of community health service. Chapter three analyses the CHS's challenges and the future strategy. At the present, the CHS is facing the challenges of improving policy environment, enhancing the quality and quantity of human resources, promoting efficient reformation of management and operation systems, imbalance of regional development, information construction lagging the development of CHS, etc. The next step is focusing on further deepening the comprehensive reform of community health, enhancing the capability of community health services, promoting general practice construction, developing community health service informatization, advancing the CHS sustainability, and eventually realize the goal of national basic medical care and health services.

Written by Qin Huaijin, Liu Liqun, Wang Fang, Li Yongbin

Research on the Basic Medical Service Development in Rural Area

The study focuses on the basic medical service in rural area, using the "field survey" method, which means we interviewed the medical staff of two typical rural General Practice community health service centers, in Deqing and Yuhang of Zhejiang Province, combining the national data, to make a deep analysis and study and eventually make a proposal. The study mainly involves: the proportion of basic medical service in rural General Practice activities; study on improving the rural basic medical profession; rural medical risk prevention; study on improving the pharmaceutical supply system fit in with the basic medical service in rural area; the income of the rural health information system; improving the quality and efficiency of basic medical service in rural areas by promoting the development of TCM; the operation and protection mechanism of general (basic) medical service's development in rural area. This study has met fully answered all the above eight issues, but provided an overview of the current research status, proposed the main direction of further research and way of thinking, and it can be used as a reference for the study on rural General Practice service and basic medical service in the future.

Written by Li Junwei

Family Doctor Service based on the Theory of General Practice

Family doctors (general practitioners) had been practiced for more than 200 years in Western history, which turned to be basically mature. This special report introduced the experience of developed countries firstly, such as Canada, Britain, Australia, the United States and described a series of core competitiveness, then summed up the experiences of countries.

Secondly, For the promotion of family doctor service in China , from the coastal cities, landlocked developing cities and less developed areas to the three regions of Hong Kong, Macao and Taiwan were analyzed. At present, China's family doctor working in policy support, the resources of the main content and form of the service, the family doctor working configuration, the convenience of the family doctor impact assessment work done actively explore around the working mechanism on the implementation of family doctors contracted system; forms of work developed most of the city is a one-on-one signed, most of the inland cities focus on the main regional contract; service form basicly according to the classification of the crowd, carry out the work by hierarchical principle; services included basic medical and public health services , Including general outpatient booking, two-way referral, health records, slow extensibility disease management, health education and other services; National community health service work still lack of uniform evaluation standards, community health industry commonly used evaluation management three models each have advantages and disadvantages, also need to establish a scientific and effective evaluation of incentive mechanism to ensure that the family doctor work continue, scientific development.

Resources allocation mainly for relatively complete physical hardware configuration of the coastal cities, especially in information technology. It played a decisive role with many hardware and software supporting the establishment and application of electronic health records signed residents, improving work efficiency . But compared with international medical resource scarcity situation is not optimistic, interior resources and less developed areas, still cannot meet the demand.

Finally, family doctors work Outlook, the family doctor work the advantages and disadvantages of the new model, there are still many difficulties in the health policy tilt, the allocation of human resources, the traditional paradigm shift, the development of health information technology, scientific evaluation mechanism is established, but We still firmly believe that further explore and implement With the continuous development of China's General Practice and the family doctor system, the introduction of the policy of supporting and floor, must be actively pushed by the rapid development of China's family doctor service, and it must be able to explore a more appropriate family doctor service model in line with China's national conditions, to better promote the healthy development of the community health service.

Written by Sun Xiaoming, Du Zhaohui

The Management of Chronic Non-communicable Diseases in China

Chronic non–communicable diseases (CNCDs) , also called chronic diseases, have become major causes of morbidity and mortality worldwide. In 2011, the World Bank urged China to step up efforts to tackle its rising tide of CNCDs, warning of not only the social but the economic consequences of inaction. CNCDs are China's number one health threat, accounting for an estimated 85% of total deaths and 70% of its total disease burden. At 2011 World Health Assembly, Chen Zhu, China's Minister of Health, spoke of the great urgency with which China must act to prevent chronic disease—any such actions will certainly need a multisectoral approach.

The report "Toward a Healthy and Harmonious Life in China" produced in collaboration with the Chinese Ministry of Health and WHO 2011 warns the prevalence of chronic diseases (including cardiovascular disease, chronic obstructive pulmonary disease, diabetes, and cancer) in individuals older than 40 years will double or even triple during the next two decades. Resultant increases in treatment costs and a reduction in workforce productivity. A headline statistic in the report is that reduction of mortality from cardiovascular disease by only 1% per year between 2010 and 2040 will save the country a staggering US $10.7 trillion—68% of China's real gross domestic product in 2010. But mortality from chronic diseases is just the tip of the iceberg. CNCDs –related morbidity accounts for more than 90% of China's total NCD burden, and the increasing prevalence of disease is likely to severely reduce the number of healthy workers in China.

During the past couple of decades, China has undoubtedly done an excellent job in lifting many millions of its population out of poverty, many people's incomes have risen, which has improved the health status of much of the population, but the trappings of rapid urbanisation have meant increases in unhealthy behaviours and pollution, leading to a sharp rise in CNCDs –related risk factors, especially among the poor. Unhealthy lifestyles and behaviors (e.g., smoking, excessive alcohol consumpsion, physical inactivity, and imbalanced diets) are responsible for the growing epidemic of CNCDs. In particular, along with population aging, rapid improvement of living standards, shift of traditional diets toward unhealthy dietary pattern, sedentary lifestyles as well as increasing epidemic of obesity related to these transitions have significantly contributed to the growing epidemic of CNCDs.

Action for the control of CNCDs has been taken globally and in China as well. Our health–care system—traditionally geared towards the treatment of acute and infectious disorders—has been ill–equipped to deal with CNCDs. Thus, in China there is an urgent need of implementing effective control and intervention strategies to reduce the burden of CNCDs. In 2005, China ratified the WHO Framework Convention on Tobacco Control. In 2008, China Ministry of Health released the pocket–book "Health Items 66: Health Maintenance Reading of Chinese Citizens". The China national Center of Disease Control and Prevention has launched the "Health Action 121" program. Chinese government has recently announced Healthy China 2020 programme with an overarching goal of strengthening public health and achieving universal health care for the entire population by year 2020. Several population–based studies have been conducted in China to reduce risk of hypertension and other chronic conditions. These have been implemented in communities, clinics and worksites. The China Seven Cities Study demonstrated that community–based health education campaigns and hypertension control significantly lowered stroke risk. The Capital Steel and Iron Company Cardiovascular Intervention Program showed that worksite education on healthy diet and hypertension control significantly reduced stroke incidence and mortality. The Da Qing Diabetes Prevention Study found that diet and exercise interventions substantially decreased risk of type 2 diabetes in high–risk individuals, even long after the end of the active intervention. In 2010, China issued a capacity–building plan to address its serious shortage of general practitioners—in the next 10 years we plan to train an ambitious 300 000 general practitioners, who will certainly be needed if the reduction of CNCDs is to become a priority.

In this report, by reviewing the major national and abroad studies addressing the epidemic and the burden and risk factors and progress in prevention and control of CNCDs in China, we investigate the management of chronic diseases in the community on the stage, for instance, in policy, people cognition, management model and personnel construction. The report indicates the enormity of the problem and the scale of change in the healthcare system required to meet the challenge of chronic disease prevention and treatment. The primary health care and general practice is in the front line of the new battle field. In this report, we suggested the strategies of preventing and controlling CNCDs in China. Firstly, developing healthy education and healthy acceleration in entire people, and raising the consciousness and level of health maintenance in the social population; Secondly, changing bad behavior and living style and bad dietary structure; Thirdly, communicating closely with the health service of community developed in nation. Furthermore, much-needed improvement in the professional status of general practitioners in China could strengthen our political voice.

In summary, CNCDs have posed major challenges to public health and the ongoing reform of health care system in China. We believe China can achieve progress in the effective prevention and control of CNCDs, and it can also become a world leader in health.

Written by Yu Xiaosong

Research on the Development of the General Practice Information Technology

Abstract: The development of medical service system is far beyond a conventional construction of computer networking for medicare system. As a matter of fact, it dedicates to use the state of art technologies of internet, specially the mobile internet, to promote the level of efficiency, promptness and accessibility of the basic medical service for ordinary people. Information system based on internet has played a very important role in the success of many developed countries' public health system.

In the practice of new medicare system reform, there are both a great deal of opportunities as well as chanllenges for community medical service. Moreover, providing a good community medical service is crucial to the success of the medical system reform in our country. Therefore, application of new information and internet technology has become a significant method for incorporating various service resources of community medical to advance the innovations on community medical service and management, and hence to open a new era of basic community medicare system.

In general medical information system architecture, personal heath file system is the backbone, while the individual or the family is the basic unit. During a whole lifecycle of patient, information system is applied to enhance the efficiency and promptness, through constant acquisition and application of the health data of individuals. Therefore, we can say that general medical information system is now a major measure to promote people's health diagnosis, treatment, and to reduce medical costs as well.

With modern information technology (cloud computing, mobile Internet, medicine and internet of things) as a link, we can connect all the diagnosis terminals, medical imaging, clinical test, analysis equipment, emergency rescue, rehabilitation technology/equipment, minimally invasive

2012—2013

diagnosis, treatment equipment, and many other aspects of wisdom, to support general practitioners team providing better service to all the national citizens. It also provides technical support for the development of national health care system. Those are the future development direction of medical information system.

This report has done an overall survey of domestic and international development of general medical information system, and analyses the problems in our country's medical information system.

Finally, this report proposes a strategy for the development of information system for general medical service.

Written by Geng Junqiang, Zhang Kaijin

索 引